D0872789

La peur
d'avoir peur

3e édition

ANDRÉ MARCHAND
ANDRÉE LETARTE

La peur
d'avoir peur

3e édition

Stanké
QUEBECOR MEDIA

Catalogage avant publication de la Bibliothèque nationale du Canada

Letarte, Andrée, 1961-
   La peur d'avoir peur
   3ᵉ éd.
   Publ. à l'origine dans la coll.: Collection Partage. ©1993.
   ISBN 2-7604-0940-6

   1. Agoraphobie – Traitement. 2. Trouble panique – Traitement.
3. Phobies – Traitement. 4. Évitement (Psychologie). 5. Autothérapie.
I. Marchand, André, 1951 6 oct.- . II. Titre.

RC552.A44M37 2004   616.85'22506   C2004-940018-5

Illustration de la couverture : *Le malheureux magnifique*,
sculpture de Pierre-Yves Angers, 1972.
Photo et conception graphique : Danielle Péret

Infographie et mise en pages : Luc Jacques

Les Éditions Alain Stanké remercient le ministère du Patrimoine
canadien, le Conseil des Arts du Canada, la Société de
développement des entreprises culturelles du Québec (SODEC) et
le Programme de crédit d'impôt du Gouvernement du Québec du
soutien accordé à son programme de publication.

Tous droits de traduction et d'adaptation réservés; toute
reproduction d'un extrait quelconque de ce livre par quelque
procédé que ce soit, et notamment par photocopie ou microfilm,
est strictement interdite sans l'autorisation écrite de l'éditeur.

© 2004, Les Éditions internationales Alain Stanké

Les Éditions internationales Alain Stanké   Stanké international, Paris
7, chemin Bates   Tél. : 01.40.26.33.60
Outremont (Québec) H2V 4V7   Téléc. : 01.40.26.33.60
Tél. : (514) 396-5151
Téléc. : (514) 396-0440
editions@stanke.com

Dépôt légal : 1ᵉʳ trimestre 2004

ISBN 2-7604-0940-6

Diffusion au Canada : Québec-Livres
Diffusion en Europe : Interforum

Table des matières

Deuxième partie : changer

Chapitre 4
Le traitement : l'attaque de panique et sa gestion 95

Remerciements

Nous tenons à remercier chaleureusement les gens qui nous ont soutenus en contribuant de diverses façons à la mise à jour de ce livre. Nous remercions d'abord le Dr Caroline Morin, psychiatre et collègue à la Clinique en intervention cognitivo-comportementale de l'Hôpital Louis-H. Lafontaine, pour sa révision des aspects médicaux et pharmacologiques discutés dans ce livre. Ses judicieuses remarques ont contribué à faire de cet ouvrage une source d'information fiable dans tous ses aspects. Le talent de graphiste de monsieur François Labelle doit également être souligné, puisque nous lui devons la clarté des schémas et des figures qui accompagnent le texte.

Nous voulons également exprimer notre appréciation à nos proches, soit Suzanne dans le cas d'André et Pierre, et Laurence dans le cas d'Andrée, pour leur soutien et leur patience tout au long de la rédaction de cet ouvrage.

En terminant, nous dédions ce livre à toutes les personnes qui nous ont consultés, nous témoignant ainsi leur confiance ; nous espérons l'avoir méritée et souhaitons qu'encore aujourd'hui elles jouissent de leur liberté retrouvée.

Introduction

C'est avec une joie sincère et renouvelée que nous vous présentons une édition mise à jour de *La peur d'avoir peur*. Les informations que vous y trouverez ont bénéficié de l'enrichissement procuré par les recherches et la pratique clinique effectuées pendant les dix dernières années. Nous avions toujours les mêmes objectifs lors de sa rédaction : mieux faire connaître le trouble panique avec agoraphobie, problème qu'on tarde encore trop à faire diagnostiquer ; permettre aux gens qui en souffrent de savoir qu'ils ne sont pas seuls et qu'ils peuvent s'en sortir ; leur donner les outils nécessaires pour s'en sortir par eux-mêmes ou pour évaluer la pertinence des traitements qui leur sont offerts ; soutenir les professionnels de la santé dans leur pratique clinique en leur fournissant un outil pratique.

Nous avons conservé la formule de livre d'autotraitement. Les trois premiers chapitres visent à vous donner une bonne compréhension du problème. Le premier chapitre explique les différences entre la peur et la phobie, et présente les critères diagnostiques des différentes formes du trouble panique avec ou sans agoraphobie en se référant au *Manuel diagnostique et statistique des troubles mentaux* (DSM-IV). Il s'avère essentiel de s'assurer qu'il s'agit bien du problème dont vous souffrez avant d'en entreprendre le traitement. Nous présentons ainsi les mécanismes d'acquisition de l'alarme apprise.

Le second chapitre expose, avec de nombreux exemples, l'apparition de ce trouble. Vous y trouverez le portrait des gens atteints, les différents éléments qui prédisposent à ce problème, les facteurs qui déclenchent les premières attaques de panique et les mécanismes par lesquels les gens entretiennent involontairement leur problème.

Dans le chapitre suivant, nous proposons une stratégie d'évaluation précise de la façon dont se présente pour chaque personne le problème de trouble panique avec agoraphobie. Le trouble demeure toujours le même mais chaque personne le vit à sa façon, selon son histoire et sa personnalité. Cette évaluation est essentielle pour aider la personne à bien se connaître et surtout à bien planifier son traitement.

Les chapitres suivants présentent les stratégies thérapeutiques à appliquer pour vaincre le trouble panique avec ou sans agoraphobie. Le chapitre 4 vise à démystifier l'attaque de panique en présentant le fonctionnement de la réaction d'alarme du système nerveux lors d'un danger réel par comparaison avec ce qui arrive lors d'une attaque de panique, c'est-à-dire lorsque la réponse d'alarme se déclenche dans un contexte inoffensif. Vous y trouverez également des tableaux vous aidant à modifier votre discours intérieur et les stratégies à appliquer lors d'une attaque de panique pour en diminuer la sévérité.

Le chapitre 5 vous enseigne comment apprivoiser les sensations physiques, les activités et les situations redoutées. Vous apprendrez comment déconditionner votre réponse de peur et ainsi retrouver votre autonomie personnelle. Dans le chapitre 6, nous présentons des stratégies complémentaires pour les gens qui ont de la difficulté à appliquer les stratégies fondamentales du traitement présentées aux chapitres 4 et 5. Nous revenons sur l'hyperventilation, la correction cognitive, la médication, le rôle de l'entourage et l'importance de traiter tout le problème. Le chapitre 7 présente des stratégies générales pouvant contribuer à une bonne hygiène de vie et à une bonne gestion du stress une fois que le trouble panique avec ou sans agoraphobie est réglé.

Nous vous incitons fortement à faire une première lecture rapide de ce guide pour ensuite le relire et entreprendre votre autotraitement. Pourquoi? Parce que si vous avez une vision globale du problème, vous serez plus confiant et nous croyons que vous réussirez mieux à employer les différentes méthodes de changement proposées. De plus, comme le trouble panique avec ou sans agoraphobie constitue un problème complexe, il s'avère souvent utile de connaître les divers aspects du traitement pour appliquer l'un d'entre eux.

Nous n'avons maintenant qu'un souhait: que les améliorations apportées à ce livre facilitent la tâche des gens atteints et de ceux qui les aident afin qu'ils réussissent à se sortir toujours mieux et plus vite de leur problème et qu'ils retrouvent une véritable qualité de vie.

André Marchand et Andrée Letarte
PSYCHOLOGUES

PREMIÈRE PARTIE

Comprendre

Chapitre premier

Quand la peur devient phobie

Le titre de ce livre place la peur au cœur de notre propos. Pour bien se comprendre, nous décrirons dès maintenant la fonction de la peur et nous la différencierons d'une phobie et de l'anxiété. Nous définirons aussi de façon précise le trouble panique et l'agoraphobie. Ainsi, si vous décidez d'appliquer les stratégies de traitement présentées dans ce livre, ce sera pour traiter le bon problème, non pas un autre trouble psychologique face auquel ces méthodes seraient vraisemblablement inappropriées.

LA PEUR : UNE ÉMOTION PROTECTRICE

Si vous avez entrepris la lecture de ce livre parce que vous souffrez d'une phobie, ce premier titre vous fait peut-être réagir. Pourtant, nous croyons essentiel d'affirmer cet énoncé dès le départ, car il est la pierre d'assise de la compréhension et de la résolution de ce trouble. La peur constitue une émotion fondamentale chez l'humain. Elle occupe une place importante dans le registre des émotions au même titre que la joie, la tristesse ou la colère. Les émotions contribuent à la couleur et à la texture complexe et riche de l'humain ; dans le cas de la peur, elle assure même sa survie. Le fait de ressentir une peur légère face à une situation nouvelle ou à un animal inconnu nous permet d'être prudent et d'évaluer la situation adéquatement avant de conclure qu'elle s'avère sans danger et d'abandonner notre vigilance. Toutefois, certains facteurs peuvent influencer de façon importante notre façon d'apprécier la peur. Toutes les situations ne sont pas comparables, et les contextes qui induisent la peur peuvent nous la faire aimer ou finir par nous la faire redouter.

Parlons d'abord du plaisir de ressentir de la peur. Pensez aux enfants qui s'amusent à avoir peur dans les manèges ou aux adultes qui recherchent la tension extrême induite par les films de suspens ou d'horreur. Ils aiment avoir peur et l'émotion dans ces cas ne s'avère ni utile ni nécessaire : ils la recherchent et la vivent comme un plaisir, une excitation. Ainsi, la peur n'est pas en soi perçue comme négative ou insupportable. Des gens la choisissent, ne la craignent pas et l'apprécient. Souvent, des gens qui présentent un trouble de panique avec agoraphobie ont déjà pratiqué avec plaisir des sports déclenchant la peur avant de développer le trouble. Par exemple, plusieurs personnes que nous avons traitées avaient déjà fait du parachutisme. Elles ont donc déjà affectionné la peur.

Par suite de l'apparition du trouble panique et de l'agoraphobie, ces gens deviennent terrifiés par la peur. Ils en viennent à avoir peur d'avoir peur. Tout au long du livre, nous aborderons les raisons qui ont entraîné ce type de réaction et nous présenterons les stratégies permettant de rééduquer le rapport à la peur ainsi que d'en diminuer la présence. Pour atteindre ce but, nous décrirons dès maintenant la fonction de la peur et ce qui la rend si nécessaire à la survie de l'humain. Sans l'apprécier tout de suite, cela vous en fera voir la nécessité.

Nous avons précédemment parlé d'une peur légère devant une situation nouvelle. La peur intense s'avère évidemment plus dérangeante, mais elle constitue néanmoins une réaction parfaitement normale et vitale, car elle sert à protéger l'être humain. Ne pas la connaître équivaut à courir un terrible danger. Cette émotion mobilise notre système de défense et permet d'assurer notre survie. Elle consiste à prendre conscience d'un danger, d'une menace.

La peur est liée à une situation clairement définie, dans laquelle un danger est perçu. Ainsi, un individu qui se trouve nez à nez avec un ours en pleine forêt éprouve de la peur tout comme celui qui reçoit des menaces de mort. **La peur se définit comme la réponse à la perception d'un danger, elle est donc nécessaire et adaptée.** L'apparition de ce sentiment se joint à l'activation de notre mécanisme de défense, qui mobilise nos réactions physiologiques et psychologiques, et modifie ainsi notre comportement afin que nous affrontions le plus efficacement possible le danger perçu.

On observe trois formes de réponse de peur: l'effroi, le combat et la fuite, cette dernière étant de loin la plus fréquente. Dans le cas de la réaction d'effroi, les personnes figent sur place et demeurent immobiles et muettes. Ce comportement ressemble à celui d'un animal qui s'immobilise dans sa course. Un individu victime d'agression dira qu'il était trop terrifié pour crier. Les victimes d'agression se sentent souvent coupables d'avoir figé alors qu'elles n'ont pas eu le choix: leur système nerveux a réagi ainsi, à tort ou à raison, pour assurer leur survie. Le second type de réaction consiste à combattre. Prenons l'exemple d'un raton laveur. S'il peut fuir notre présence, il le fera sans hésiter. Mais s'il se trouve coincé dans un endroit sans issue, peut-être sortira-t-il ses crocs en se préparant à nous affronter malgré sa peur. Chez l'humain, certaines personnes combattront plutôt que de fuir, parfois de façon productive, parfois en courant des risques inutiles, comme lorsqu'une personne décide de se battre contre un voleur armé plutôt que d'appeler la police pour qu'elle se charge de l'arrêter. Dans le dernier type de réaction, qui est le plus courant, l'individu sursaute, crie et s'enfuit. On peut penser à la souris qui court dans tous les sens à la recherche de son trou ou au chat qui grimpe dans un arbre pour échapper à un chien. Chez l'humain, la personne qui voulait traverser la rue reculera à toute vitesse sur le trottoir avant même d'avoir réalisé consciemment qu'une voiture venait vers elle.

Ces réactions d'alarme sont très anciennes. Elles ont des racines phylogénétiques profondes, c'est-à-dire qu'elles se sont développées tout au long de l'évolution afin d'assurer la survie des êtres vivants. Chez l'homme préhistorique, la réaction d'alarme était déclenchée à la vue d'un serpent venimeux ou d'un prédateur qui approchait du clan. De nos jours, elle est activée par les voitures, les armes ou les accidents. Mais que ce soit il y a bien longtemps ou de nos jours, la réponse d'alarme vise toujours à nous protéger, à assurer notre survie. Bien que désagréable, elle constitue donc une réaction totalement inoffensive : elle tient le rôle de garde du corps.

Grâce à la réponse d'alarme, notre corps effectue des changements physiologiques et psychologiques extrêmement rapides pour faire face à la situation avec le maximum d'efficacité. Lorsqu'un danger réel est perçu par nos sens, avant que nous en ayons clairement conscience, notre système nerveux déclenche une série de réactions automatiques visant à mobiliser notre corps. Essentiellement, si nous voulons courir vite ou être fort, il nous faut beaucoup d'oxygène dans les muscles des bras et des jambes puisqu'il constitue notre carburant. Pour cela, la respiration sera accélérée ainsi que le rythme cardiaque de façon que le sang plus oxygéné atteigne plus rapidement les muscles. Il ne s'agit là que de certaines des réactions physiologiques d'urgence. Vous pouvez voir facilement qu'elles visent à nous protéger, car elles rendent notre corps plus en mesure d'affronter la situation d'urgence. Les gens ont presque tous un exemple à raconter où une de leurs connaissances a trouvé une force physique hors de l'ordinaire pour sauver un proche qui était coincé sous un objet lourd, parfois une voiture. Ces situations représentent bien le fait que le corps est au maximum de ses capacités pour nous protéger nous et nos proches. Dans ces cas, tous reconnaîtront d'emblée l'utilité et même la nécessité de la peur.

LA PHOBIE : UNE SOUFFRANCE INUTILE

Le problème ne réside donc pas en soi dans le fait de ressentir de la peur. Lorsque cette émotion sert à assurer notre survie ou si une personne la provoque de façon ludique, personne ne s'en plaint. Le problème commence lorsque la peur présente une nature phobique. La phobie constitue une forme particulière de peur. Elle se distingue par le fait que la réaction apparaît disproportionnée par rapport à la situation. **Il s'agit d'une peur irrationnelle d'une situation objectivement non dangereuse.** Pour l'individu phobique, la peur ne peut s'expliquer ni se raisonner : c'est une réponse émotionnelle automatique qui échappe à sa volonté et le conduit souvent à l'évitement de la situation redoutée. Alors que la peur joue un rôle essentiel pour la survie, la phobie constitue une réaction inadaptée qui nuit au fonctionnement de la personne.

L'individu phobique reconnaît sa réaction de peur comme une réaction irrationnelle. Il sait qu'il n'y a pas de raison objective d'être aussi terrifié par ce qui suscite sa peur. Il reconnaît que ce qui le terrifie apparaît inoffensif pour les autres. Notons que ce critère n'est pas toujours vrai chez les enfants, qui n'ont pas le recul d'un adulte face au déclencheur de leur peur. La personne présentant une peur phobique n'arrive pas à contrôler son comportement d'évitement. Sa réaction de peur survient de façon automatique. Souvent, la réaction de peur intense peut être déclenchée par le seul fait d'imaginer être en présence de l'objet phobique. Pour parler d'une phobie plutôt que d'une simple crainte, la peur doit nuire au fonctionnement de l'individu ou créer une détresse vraiment importante. Ainsi, quelqu'un qui craint les serpents, habite au Québec et ne veut pas voyager ne voit pas son fonctionnement altéré par sa crainte. Dans ce cas, on parlera donc d'une peur excessive des serpents plutôt que d'une phobie. Quand il y a phobie, la peur peut être intense au point de rendre un individu non fonctionnel et même de déclencher une attaque de panique.

Le tableau présenté ici précise les critères nécessaires pour parler d'une attaque de panique. Les critères diagnostiques présentés en encadré tout au long de ce chapitre sont tirés du *Manuel diagnostique et statistique des troubles mentaux* ou *DSM-IV*[1]. Ce manuel constitue un outil diagnostique largement utilisé par les professionnels de la santé afin de partager un langage commun. Bien qu'il soit critiquable sur certains aspects, nous l'utiliserons dans un but fonctionnel.

Critères d'une attaque de panique (AP)

Une attaque de panique se définit par une période bien délimitée de crainte ou d'inconfort, qui survient de façon soudaine, atteint un pic en moins de dix minutes et dans laquelle on retrouve au moins quatre des symptômes suivants:

1. Palpitations, battements de cœur ou accélération du rythme cardiaque;
2. Transpiration;
3. Tremblements ou secousses musculaires;
4. Sensations de «souffle coupé» ou impression d'étouffement;
5. Sensation d'étranglement;
6. Douleur ou gêne dans la poitrine;
7. Nausée ou gêne abdominale;
8. Sensation d'étourdissement, d'instabilité, de tête légère ou d'être sur le point de s'évanouir;
9. Déréalisation (sentiments d'irréalité) ou dépersonnalisation (être détaché de soi);
10. Peur de perdre le contrôle de soi ou de devenir fou;
11. Peur de mourir;
12. Paresthésies (sensations d'engourdissement ou de picotements);
13. Frissons ou bouffées de chaleur.

---

1. Résumés d'après le DSM-IV: *Diagnostic Statistical Manual of Mental Disorders*, The American Psychiatric Association, Washington, D.C.; 1996, Masson, Paris, pour la traduction française.

L'attaque de panique ne se déclenche pas seulement dans le contexte d'une phobie. Elle constitue un événement qui peut se présenter de façon isolée ou survenir dans le cadre de différents troubles. Ainsi, 40 % des adolescents présenteraient des AP et, si on examine toute la population, 15 % des gens vivront une attaque de panique au cours de leur vie, qui ne sera liée à l'apparition d'aucun trouble particulier. On dira alors que leur réaction d'alarme s'est déclenchée dans un contexte inapproprié, c'est-à-dire qu'il n'y avait ni danger réel ni danger perçu. On parlera d'une réaction de **fausse alarme**. Parfois, l'attaque de panique surviendra lors d'une dépression majeure ou à la suite d'un état de stress aigu, comme lorsqu'une personne assiste à un hold-up. Il ne s'agit donc pas d'un diagnostic en soi puisque cette expérience peut être liée à des troubles très différents ou à aucun trouble du tout. Il s'agit néanmoins d'une expérience bien définie dont la présence contribuera parfois à l'établissement d'un diagnostic.

Les gens qui souffrent d'une phobie ou qui connaissent quelqu'un qui en est atteint reconnaîtront sûrement bien cet événement. Qui n'a pas déjà vu une personne qui a la phobie des araignées se mettre à hurler, à courir et à pleurer à la vue de cet insecte que la plupart d'entre nous ignoreront ou écraseront tout simplement? La personne phobique vit une terreur semblable à celle que nous vivons face à un danger réel, mais, rappelons-le, dans le cas de la phobie, le danger n'est pas réel.

Il va sans dire que le fait de souffrir de ce type de peur ne remet aucunement en cause le bon jugement et l'équilibre personnel de ces gens. Ce trouble ne représente pas non plus un signe de manque de volonté ou de force morale. Rappelez-vous simplement un événement de votre vie où vous avez été terrifié par un danger réel : l'individu phobique ressent la même chose à l'égard de l'objet de sa phobie. Que le déclencheur de la peur phobique ne soit pas objectivement dangereux ne diminue en rien la terreur ressentie par l'individu. Vous comprendrez donc que ce n'est pas la plaisanterie ou la contrainte qui aideront ces gens.

Le fait que les individus phobiques souffrent du manque de compréhension de leur entourage complique aussi la situation. Ils ont souvent honte de leur phobie et vont fréquemment essayer de la cacher le plus longtemps possible. Quand ils ne peuvent plus la dissimuler, ils se plaignent souvent des réactions physiologiques déclenchées par la peur, comme un mal de tête, de la fatigue ou une diarrhée, plutôt que de parler de leur émotion de peur. Cette attitude ne contribue qu'à plonger la personne un peu plus profondément dans l'isolement et la détresse.

LES DEUX PREMIERS TYPES DE PHOBIE

Il existe trois types de phobie. Examinons le cas suivant pour nous les représenter. Trois sœurs se préparent à aller à une fête champêtre. Pendant les préparatifs, Francine commence à parler de sa peur des couleuvres qui la fait hésiter à se rendre à la fête. Elle sait qu'elle va se mettre à hurler et grimper sur une table si elle en aperçoit une et que cela gâchera sa sortie puisqu'elle s'enfermera ensuite dans la voiture jusqu'au moment du départ. Sa sœur Micheline lui répond qu'il est tout à fait ridicule d'avoir peur d'une si petite bête qui se cachera sûrement à la simple vue des grosses bottes de pluie que sa sœur porte pour s'en protéger. Elle en profite pour dire qu'elle n'a pas très faim et qu'elle ne mangera probablement pas à la fête, car elle digère mal ces temps-ci. En fait, Micheline est carrément terrifiée à l'idée que les gens la regardent manger. Depuis des années, elle évite les rencontres sociales où elle devra manger devant d'autres personnes par crainte de trembler ou de s'étouffer et d'être jugée. Pendant ce temps, leur sœur Christine commence à ressentir des malaises importants à la pensée de prendre l'autoroute pour aller à la fête. Elle n'a pas emprunté l'autoroute depuis deux ans, et elle a peur de faire encore une attaque de panique quand elle se trouvera loin de chez elle. Elle craint alors de mourir ou de devenir folle. Ainsi, Francine présente une phobie spécifique des couleuvres, Micheline souffre d'une phobie sociale, alors que Christine présente un trouble panique avec agoraphobie, soit les trois types de phobie existants. Parlons d'abord des deux premiers.

La phobie spécifique

Ce type de phobie est déclenché par un objet précis (insecte ou animal), une situation spécifique (orages, ascenseurs). C'est le cas de la phobie des couleuvres de Francine. Il existe des phobies spécifiques liées à des objets très variés, par exemple, les animaux (zoophobie), les avions (aérophobie), le sang (hématophobie), l'eau (hydrophobie), les ponts (géphyrophobie), les lieux clos (claustrophobie), l'obscurité (nyctophobie). Certaines d'entre elles s'avèrent plus incommodantes que d'autres. Par exemple, quelqu'un qui a la phobie d'avaler (phagophobie) ne voudra plus manger par crainte de s'étouffer ; un autre ne voudra pas sortir l'été à cause de sa peur des insectes (entomophobie). Par contre, une phobie des ascenseurs créera moins de difficultés à quelqu'un qui ne doit le prendre que trois fois par an, bien que ces trois fois soient très souffrantes.

On classe les phobies spécifiques en cinq types principaux : 1. La phobie liée aux animaux qui inclut les insectes présente la particularité d'être souvent associée à du dégoût qui s'ajoute à l'anxiété. 2. La phobie liée à l'environnement naturel réfère aux hauteurs, au tonnerre, à l'eau. 3. La phobie liée au sang, aux injections et aux blessures diffère des autres, car elle est la seule à induire vraiment des pertes de conscience. Les gens ayant un trouble de panique craignent souvent de perdre conscience, mais la survenue de réelles pertes de conscience est tout autre. Nous y reviendrons dans le chapitre sur la démystification des symptômes de la panique. 4. Les phobies situationnelles se caractérisent par la peur des avions, des ascenseurs ou des endroits clos. 5. La dernière catégorie inclut tout ce qui reste, comme la peur de vomir ou la peur des bruits forts ou des personnages costumés chez les enfants.

Les gens souffrant d'une phobie spécifique peuvent vivre des attaques de panique lorsqu'ils se trouvent confrontés à l'objet phobique; cependant, ce qu'ils craignent, c'est bien l'objet qui déclenche leur peur et non pas l'attaque de panique.

La phobie sociale

Il s'agit ici d'une phobie que nous qualifierons de complexe contrairement à la phobie spécifique. **Elle se définit par une peur irrationnelle persistante et intense d'être exposé à l'observation d'autrui par crainte d'être humilié ou jugé négativement.** Les personnes souffrant de cette phobie expriment une forte anxiété plutôt qu'un souci de l'opinion des autres. Elles auront tendance à éviter certaines activités sociales afin de ne pas être confrontées à leur angoisse de paraître stupides ou anormales. Certaines, comme Micheline dont nous avons discuté plus tôt, ont peur de manger ou de boire en public. Elles appréhendent de trembler au moment de saisir leur tasse et de la renverser. D'autres ont peur de rougir ou de bafouiller. Dans tous les cas, elles redoutent de se faire remarquer et d'être jugées négativement. Cette peur peut les empêcher d'utiliser un moyen de transport en commun, de se rendre au théâtre ou dans un lieu public, voire d'accepter un travail où des collègues risquent de les observer. Même si la peur survient dans ces lieux, c'est le regard des autres qui est redouté. Nous verrons plus tard que les gens qui présentent un trouble panique et de l'agoraphobie craignent souvent ces mêmes lieux mais pour des raisons bien différentes.

Sophie, par exemple, s'est présentée en demandant un traitement pour un trouble de panique avec agoraphobie. Elle s'était elle-même diagnostiquée ainsi parce qu'elle vivait beaucoup d'anxiété dans l'autobus qui la menait au travail et qu'elle évitait de faire des sorties. À 20 ans, elle menait une vie assez recluse et très peu stimulante. À l'examen des motifs de son malaise, il est rapidement apparu qu'elle manifestait plutôt les signes d'une phobie sociale. Sophie appréhendait plus que tout le jugement des autres. Dans l'autobus, elle redoutait d'être fixée par les gens et qu'ils la trouvent anormale. Elle craignait constamment le fait d'être critiquée ou jugée sur son habillement et sa coiffure. Elle restreignait donc ses sorties aux seules activités absolument nécessaires, c'est-à-dire le travail et les courses. Spécifions que Sophie n'avait aucun motif d'être anormalement remarquée. Assez jolie, elle ne sortait qu'après avoir soigné son apparence tout en veillant à ne pas se démarquer de façon particulière. Elle craignait pourtant constamment le regard et le jugement des autres.

Cet exemple démontre bien l'aspect crucial que présente l'établissement d'une bonne évaluation et d'une bonne compréhension du problème. En effet, il va sans dire que la démarche thérapeutique suggérée à Sophie diffère de celle proposée à un agoraphobe. Rappelons cependant que, tout comme pour la phobie spécifique, les phobiques sociaux peuvent vivre des attaques de panique, mais ils craignent surtout le fait d'être observés en train de paniquer plutôt que les conséquences des symptômes physiques liés aux attaques de panique. Dans le cas où s'installerait une crainte des symptômes en soi, le trouble panique ou l'agoraphobie, que nous présentons plus loin, pourraient également se développer. Avant, nous allons cependant décrire un troisième phénomène qui s'ajoute à la peur et à la phobie : l'anxiété.

L'ANXIÉTÉ : NORMALE OU PATHOLOGIQUE

L'anxiété consiste en une réaction affective provoquée par l'appréhension d'événements pénibles. Elle constitue donc une réaction similaire à la peur avec la différence qu'ici la menace ou le danger perçu paraissent plus lointains, moins concrets : on craint que quelque chose ne survienne. La probabilité réelle que cela se produise vraiment peut être très variable, parfois nulle, mais la personne le redoute, l'appréhende tout de même. Elle est anxieuse. Très souvent, les termes « angoisse » et « anxiété » sont employés comme synonymes. Lorsqu'on les distingue, l'angoisse réfère à une réaction plus intense et diffuse que l'anxiété.

L'anxiété cumule les mêmes fonctions que la peur et la réponse d'alarme : elle oriente l'attention vers une menace ou un défi pour préparer l'organisme à l'action, pour le motiver à opérer un changement, ce qui peut être très constructif. Tous les étudiants savent bien qu'un peu d'anxiété avant un examen les motive à étudier, augmente leur concentration dans l'assimilation de la matière et les rend plus efficaces lors de l'examen. Tant que l'anxiété demeure dans un registre d'intensité fonctionnel, qu'elle ne paralyse pas la personne et qu'elle se trouve principalement déclenchée par des enjeux réels, nous parlerons d'anxiété normale. Il n'y a pas de ligne de démarcation nette pour séparer l'anxiété normale et l'anxiété pathologique. Cependant, certains critères peuvent être utilisés pour nous aider à les départager.

L'anxiété sera considérée comme pathologique si elle atteint un niveau qui hypothèque le fonctionnement d'un individu et qu'elle s'alimente d'appréhensions d'événements très improbables ou carrément non fondés. Cette anxiété pathologique peut être générée par différents types de troubles. Les troubles abordés dans ce livre, soit les différents types de phobie, sont des troubles anxieux. Il existe également d'autres troubles anxieux que nous n'aborderons pas ici : l'anxiété généralisée, le trouble obsessionnel compulsif et le trouble de stress post-traumatique. Le *DSM-IV*, dont nous avons parlé plus tôt, propose des critères pour diagnostiquer chacun de ces autres troubles anxieux.

L'ANXIÉTÉ D'APPRÉHENSION ET L'ALARME APPRISE

Nous avons décrit la peur comme une réaction devant un danger qui survient immédiatement comme lors de la rencontre face à face avec un ours. Comme nous venons de le dire, l'anxiété d'appréhension réfère plutôt à ce qu'une personne ressentira avant de retourner dans le bois où elle a rencontré l'ours. Si elle appréhende de le revoir lors de sa prochaine promenade, elle vivra de l'anxiété d'appréhension. Cette réaction psychologique peut être justifiée sur le plan rationnel, comme dans ce cas, ou s'avérer totalement excessive. L'anxiété d'appréhension relative à quelque chose qui n'est pas du tout dangereux se révèle tout aussi inutilement souffrante que la peur phobique.

Cette anxiété d'appréhension joue un grand rôle dans l'entretien du trouble panique et de l'agoraphobie à cause du phénomène suivant : nous avons parlé tout à l'heure des gens pour qui la réaction d'alarme survient dans un contexte ni dangereux ni perçu comme tel. La réaction d'alarme se déclenche de façon soudaine et imprévue : il y a fausse alarme. Vous comprendrez facilement que si une personne ayant la phobie des chiens se retrouve devant un doberman en liberté et vit une attaque de panique, elle s'expliquera sa réaction de peur par la présence du chien. Par contre, si la personne vit ces mêmes sensations et ne voit rien de dangereux autour d'elle, les conclusions qu'elle en tirera peuvent varier.

Certains individus percevront cette réaction d'alarme comme dangereuse pour eux bien qu'elle soit une réaction de protection personnelle. Le fait de ne pas voir de cause externe à leur état va les amener à conclure que la réponse d'alarme constitue un danger en soi plutôt que d'être un mécanisme de réponse à un danger. Par suite du déclenchement d'une ou de plusieurs fausses alarmes ou **attaques de panique** inattendues, une réaction d'alarme apprise ainsi que de l'anxiété d'appréhension vont se développer à l'égard de ce phénomène et des sensations physiques semblables. Ces mécanismes jouent un rôle majeur dans l'apparition du trouble panique et de l'agoraphobie : la personne aura peur d'avoir peur. Nous exposerons les caractéristiques personnelles qui influencent ce type de perception dans le prochain chapitre. La figure suivante représente ce mécanisme d'apprentissage de la réponse d'alarme.

FIGURE 1

Mécanisme d'apprentissage de la réponse d'alarme

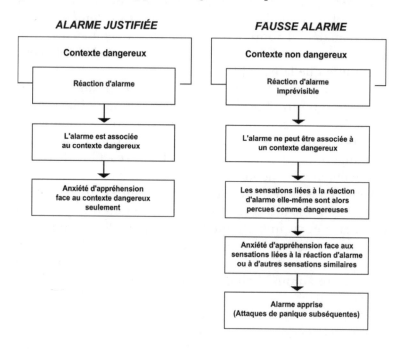

LE TROISIÈME TYPE DE PHOBIE

Le troisième type de phobie est évidemment celui qui se trouve au cœur de ce livre. Contrairement à la phobie spécifique où l'objet craint est externe, ici, l'ennemi se trouve à l'intérieur : **la personne craint ses sensations physiques**. Lorsqu'il y a fausse alarme, parce qu'elle ne trouve pas de cause autour d'elle à la réponse d'alarme ou à l'attaque de panique, la personne conclut que la cause du danger est interne, que la réponse d'alarme constitue le danger. Il y a même des gens qui craignent leurs sensations d'anxiété alors que leur intensité n'a jamais atteint celle de l'attaque de panique.

Pour préciser le diagnostic, on doit évaluer deux types de manifestations : l'agoraphobie et le trouble panique. La présence ou l'absence d'une de ces dimensions ou leur combinaison permettra de poser les trois diagnostics possibles : **l'agoraphobie sans antécédent de trouble panique, le trouble panique sans agoraphobie et la combinaison des deux, le trouble panique avec agoraphobie.** Pour bien comprendre, examinons à nouveau les définitions que nous fournit le *DSM-IV*. Voyons d'abord le phénomène appelé « agoraphobie ».

Critères de l'agoraphobie (A)

A. L'agoraphobie se définit par l'anxiété de se retrouver dans des endroits ou des situations d'où il pourrait être difficile (ou gênant) de s'échapper ou dans lesquelles on pourrait ne pas trouver de secours en cas d'attaque de panique soit inattendue, soit facilitée par des situations précises, soit dans le cas de symptômes de panique. Les peurs agoraphobiques regroupent typiquement un ensemble de situations caractéristiques, incluant le fait de se trouver seul en dehors de son domicile, d'être dans une foule ou une file d'attente, sur un pont ou dans un autobus, un train ou une voiture.

B. Les situations sont soit évitées (p. ex., restriction des voyages), soit subies avec une souffrance intense ou avec la crainte d'avoir une attaque de panique ou des symptômes de panique, ou elles nécessitent la présence d'un accompagnant.

C. L'anxiété ou l'évitement n'est pas mieux expliqué par un autre trouble mental.

Comme vous le voyez, l'agoraphobie se caractérise par la crainte ou l'évitement de situations précises. Elle peut se manifester sans être combinée à des attaques de panique complètes. On posera alors le diagnostic d'agoraphobie sans antécédent de trouble panique.

L'agoraphobie sans antécédent de trouble panique

Critères diagnostiques de l'agoraphobie sans antécédent de trouble panique

A. Présence d'agoraphobie liée à la peur de développer des symptômes de panique (p. ex., vertiges ou diarrhée).

B. N'a jamais satisfait aux critères de trouble panique.

C. La perturbation n'est pas due aux effets d'une substance (drogue ou médicament) ou d'une affection médicale (p. ex., hyperthyroïdie).

D. Si une affection médicale générale associée est présente, la peur décrite dans le premier critère est manifestement excessive par rapport à celle habituellement associée à cette affection.

Dans ce problème, la personne adopte une conduite d'évitement ou éprouve une crainte importante liée à des situations précises. Cependant, elle n'a jamais eu ou ne se rappelle pas avoir eu de symptômes suffisamment intenses pour que l'on puisse parler d'une attaque de panique, bien qu'elle craigne ce type de symptômes. Il faut préciser qu'il ne s'agit pas du trouble le plus fréquent et que l'existence même de ce diagnostic est contestée. Il est difficile de savoir si les gens présentant ce trouble consultent plus rarement ou s'ils sont objectivement rares. Nous avons tout de même déjà vu des gens répondant à ce type de diagnostic.

Prenons l'exemple de Kim. Elle a 23 ans au moment de consulter. Elle travaille et étudie à temps partiel. Elle fonctionne avec difficulté autant au travail qu'au cégep. Partout, elle craint constamment de vivre des symptômes physiques d'anxiété et de devoir fuir l'endroit où elle se trouve. Ce qu'elle redoute par-dessus tout est de se sentir étourdie, car elle craint alors de perdre conscience. Il arrive que son appréhension de vivre des symptômes de cette nature à son travail est tellement forte qu'elle choisit l'évitement: elle appelle pour se faire remplacer, prétextant un malaise physique. Parfois, au cégep, pendant un cours, les étourdissements commencent et la peur de perdre conscience la porte à fuir. Elle s'échappe parfois de la situation, ratant la moitié d'un cours, ce qui nuit évidemment à sa réussite scolaire. Dans tout le reste de sa vie, elle évite beaucoup de situations et, si elle s'expose, elle doit être accompagnée, sinon, elle refuse de sortir. Sa mère, qui tient le rôle de compagnon phobique, l'accompagne dans tous ses déplacements.

Kim ne semble pas avoir vécu d'attaque de panique comme nous l'avons définie précédemment. Elle vit des symptômes d'anxiété comme tout le monde mais jamais d'une intensité suffisante pour parler d'une AP. Pourtant, elle en est terrifiée. Lorsque Kim parle de son enfance, elle nous explique que, depuis qu'elle est toute petite, sa mère lui a toujours dit que les différentes situations de la vie étaient dangereuses. Elle ne sait pas vraiment pourquoi, mais elle a appris que toute situation pouvait présenter du danger et qu'il valait mieux fuir ou éviter le plus possible pour assurer sa sécurité. Kim n'a donc visiblement aucune tolérance à l'anxiété. Pour elle, nul besoin de vivre une attaque de panique pour avoir peur : le moindre symptôme d'anxiété suffit à entretenir son agoraphobie. À 23 ans, Kim voit donc son avenir compromis par son problème d'agoraphobie sans antécédent de trouble panique. Parlons maintenant du trouble panique sans agoraphobie.

Le trouble panique sans agoraphobie

Critères diagnostiques du trouble panique (TP) sans agoraphobie

A. À la fois 1 et 2 :

    1. Attaques de panique récurrentes et inattendues (telles que nous les avons définies auparavant).

    2. Au moins une des attaques est accompagnée pendant un mois (ou plus) de l'un (ou plus) des symptômes suivants :

> a) crainte persistante d'avoir d'autres attaques de panique;
> b) préoccupations à propos des implications possibles de l'attaque ou des conséquences (p. ex., perdre le contrôle, avoir une crise cardiaque, devenir fou) ;
> c) changement de comportement important en relation avec les attaques.
>
> B. Absence d'agoraphobie.
>
> C. Les attaques de panique ne sont pas dues aux effets physiologiques directs d'une substance (p.ex., drogue ou médicament) ou d'une affection médicale (p. ex., hyperthyroïdie).
>
> D. Les attaques de panique ne sont pas mieux expliquées par un autre trouble mental.

Contrairement au trouble précédent, ici, la personne présente des attaques de panique complètes et elle craint d'en refaire par peur des conséquences qu'elle y rattache. Cependant, malgré la souffrance, il n'y a pas d'évitement systématique de situations et la crainte n'est pas rattachée à des situations clairement discernables. Les premières attaques de panique sont toujours spontanées et inattendues. On peut dire que l'alarme qui devrait s'activer devant un danger réel se déclenche dans des contextes inappropriés; c'est ce qu'on appelle une fausse alarme.

Bien que les attaques de panique surviennent principalement le jour (AP diurnes), 18 % des attaques de panique spontanées surviendraient la nuit (AP nocturnes.) Les gens rapportent alors s'éveiller en sursaut avec les mêmes symptômes vécus lors des attaques de panique diurnes. Les gens qui ont beaucoup d'attaques de panique nocturnes vont parfois manifester des problèmes d'insomnie entretenus par l'appréhension des AP.

Lorsque Robert s'est présenté à la clinique, il répondait bien à ces critères. Camionneur de profession, il a eu sa première attaque de panique dans sa cabine. Persuadé qu'il faisait une crise cardiaque, il s'est arrêté au bord de la route. Après une dizaine de minutes, le malaise avait beaucoup diminué. Craintif, mais rassuré d'être toujours bien vivant, il a repris la route tout en se demandant ce qui venait de se passer. Quelques jours plus tard, le même phénomène s'est reproduit lorsqu'il se trouvait au cinéma à visionner le dernier film d'Arnold Schwarzenegger. Bien que tenté de fuir, il craignait de sortir et d'inquiéter sa conjointe, à laquelle il n'avait pas raconté l'incident dans le camion. Après quelques minutes, les symptômes ont diminué malgré la tension qui demeurait et qui était en partie attribuable au film qu'il visionnait. Dans le cas de Robert, les AP se sont répétées dans différentes situations, ce qui l'a rendu hypervigilant à ses symptômes et le faisait vivre dans la crainte constante d'une crise cardiaque. Après quelques semaines, il a décidé de consulter son médecin de famille et lui a décrit enfin ce qu'il vivait depuis quelque temps, ce dont il n'avait parlé à personne. Le médecin a fait un bilan de santé et a commandé une investigation des troubles cardiaques. Résultat des examens : il était en parfaite santé. Son médecin de famille lui a alors expliqué qu'il présentait un trouble anxieux, le trouble panique sans agoraphobie. En effet, malgré sa crainte constante de revivre une AP qu'il croyait être une crise cardiaque, Robert n'avait pas associé l'événement à un lieu précis et ne faisait donc pas d'évitement situationnel. Son médecin l'a alors envoyé à notre clinique, où Robert a reçu l'aide nécessaire pour régler son problème de panique.

Abordons maintenant la situation la plus fréquente et la plus complexe : le trouble panique avec agoraphobie.

Le trouble panique avec agoraphobie

Critères diagnostiques du trouble panique avec agoraphobie (TP/A)

A. À la fois 1 et 2 :
  1. Attaques de panique récurrentes et inattendues.
  2. Au moins une des attaques est accompagnée pendant un mois (ou plus) de l'un (ou plus) des symptômes suivants :
     a) crainte persistante d'avoir d'autres attaques de panique ;
     b) préoccupations à propos des implications possibles de l'attaque ou des conséquences (p. ex., perdre le contrôle, avoir une crise cardiaque, devenir fou) ;
     c) changement de comportement important en relation avec les attaques.

B. Présence d'agoraphobie.

C. Les attaques de panique ne sont pas dues aux effets physiologiques directs d'une substance (p. ex., drogue ou médicament) ou d'une affection médicale (p. ex., hyperthyroïdie).

D. Les attaques de panique ne sont pas mieux expliquées par un autre trouble mental.

Il s'agit de la forme de phobie la plus complexe. Les personnes atteintes de ce trouble présentent des attaques de panique et les craignent (trouble panique), elles évitent également des situations par crainte d'y vivre des attaques de panique (agoraphobie). Elles ont développé une phobie de leur réaction d'alarme qui, bien que désagréable, est pourtant inoffensive, puisqu'elle vise à les protéger. On pourrait comparer cela à un personnage public qui aurait peur de son garde du corps. Au lieu de conclure au déclenchement inutile de leur alarme, elles déduisent que leur alarme représente un danger. Ces personnes craignent que des sensations physiques d'anxiété ou même des sensations physiques qui n'ont au départ aucun lien avec l'anxiété (comme les sensations induites par l'exercice physique) ne dégénèrent en une crise cardiaque, un évanouissement, la folie ou la mort. L'alarme qui se déclenche dans un contexte inapproprié, en d'autres termes l'attaque de panique, les pousse à vouloir quitter au plus vite la situation objectivement sans danger où elles se trouvent. Par la suite, elles appréhendent ces malaises et évitent de plus en plus les endroits où ils se sont produits. Elles développent la « peur d'avoir peur » : le trouble panique avec agoraphobie (TP/A).

Maryse fait partie des gens dont la qualité de vie a été fortement altérée par ce trouble. Pourtant, rien ne semblait la prédestiner. Au moment de consulter, elle est en arrêt de travail mais elle occupe normalement un poste de direction dans une grande compagnie. Elle aime son travail et elle se sait appréciée par ses patrons. L'été avant le début du trouble, elle a commencé à faire du deltaplane. On peut dire qu'elle connaît donc le plaisir d'avoir peur. Toutefois, en octobre, après une période de surcharge au travail, alors qu'elle retourne chez elle en voiture comme tous les soirs, elle se sent mal, très mal. Elle sent son cœur s'emballer, sa respiration s'accélérer, ses mains se mettre à trembler, sa tête devenir légère et elle craint de mourir au volant et de causer la mort d'autres personnes en perdant la maîtrise de son véhicule. Elle se gare et elle appelle son conjoint avec son téléphone cellulaire pour lui demander de venir la chercher. Elle continue de lui parler pendant qu'il fait le trajet, pour s'assurer qu'elle ne mourra pas seule, sans aide, dans sa voiture. Ses symptômes diminuent tranquillement et ont presque disparu à l'arrivée de son conjoint. Malgré cela, Maryse est terrassée. C'est le début de la sensation de perte de contrôle.

Maryse va voir son médecin en urgence. Ce dernier attribue l'événement à un surcroît de fatigue et lui donne un congé de deux semaines. Cependant, Maryse ne sait pas ce qui s'est passé. Elle demeure terrorisée et tout s'enclenche en une cascade rapide et incontrôlable. Les attaques de panique se multiplient et elle a de plus en plus peur de perdre le contrôle de soi, de devenir folle et de mourir. Maryse se retrouve rapidement enfermée chez elle, car elle évite toutes les situations où elle pourrait revivre des AP. Son mari fait toutes les courses et, même lorsqu'elle est accompagnée par celui-ci, elle sort à peine de la maison. Son médecin de famille, qui n'est plus certain qu'il s'agit d'épuisement, d'anxiété ou de dépression, décide de la diriger vers un psychiatre. Ce dernier pose un diagnostic de trouble panique avec agoraphobie et l'envoie à notre clinique pour un traitement.

Au début, un proche de Maryse l'accompagne à ses rendez-vous : elle est incapable de venir seule, par crainte de revivre les mêmes réactions que lors de la première AP. Elle a apporté une bouteille d'eau qu'elle ne quitte jamais, par peur d'avoir la bouche sèche et d'étouffer. Elle a également des Xanax dans son sac à main. Il s'agit d'un médicament contre l'anxiété que le psychiatre lui a prescrit pour l'aider à contrôler ses symptômes de panique en attendant le début de la thérapie. Maryse craint d'en prendre, car elle a peur des médicaments, mais elle ne sort jamais sans les avoir sur elle en cas. Comme beaucoup d'agoraphobes, elle sent le besoin d'avoir avec elle des objets ou des gens sécurisants.

Si vous présentez l'une des trois formes du trouble panique et de l'agoraphobie que nous venons d'aborder, soit l'agoraphobie sans trouble panique, le trouble panique sans agoraphobie ou le trouble panique avec agoraphobie, ce livre s'adresse à vous. Tout au long du livre, nous vous accompagnerons dans une démarche visant trois objectifs précis : faire diminuer le nombre d'attaques de panique, faire diminuer la peur et l'appréhension des AP et faire cesser l'agoraphobie. Notre but est que vous retrouviez votre qualité de vie d'antan et votre confiance en vous et en votre corps. Nous voulons aussi mettre fin à votre sentiment de solitude et à l'incompréhension de ce qui vous arrive, sentiments qui ajoutent à votre souffrance. Votre trouble est connu, se traite et vous n'êtes pas seul à en souffrir.

Les données actuelles nous laissent croire que 3,5 % de la population souffrent d'un trouble panique. Le pourcentage serait de 6,7 % lorsqu'on examine le nombre de personnes atteintes du trouble panique avec agoraphobie et de l'agoraphobie sans trouble panique.

RÉSUMÉ

Nous avons pris connaissance des différences entre la peur vécue devant un danger réel et immédiat, la phobie qui consiste à avoir peur d'un objet objectivement non dangereux, et l'anxiété normale et pathologique. Nous avons vu l'utilité de l'alarme, qui sert à nous protéger contre un danger subi, et les problèmes qui peuvent se développer lorsque l'alarme se déclenche dans un contexte inapproprié et qu'une personne commence à avoir peur de la réaction d'alarme qui vise à la protéger. L'alarme apprise et l'anxiété d'appréhension s'installent alors. Vous savez maintenant comment se définissent l'attaque de panique, le trouble panique et l'agoraphobie. Vous connaissez les critères diagnostiques pour l'agoraphobie sans antécédent de trouble panique, le trouble panique sans agoraphobie et le trouble panique avec agoraphobie. Vous savez que ce qui vous terrifie est le mécanisme qui vise à vous protéger et qu'il n'est objectivement pas dangereux. Nous savons que votre peur n'a probablement pas disparu pour autant, mais c'est à cela que nous allons travailler dans les prochains chapitres.

Chapitre deux

Le développement du trouble panique et de l'agoraphobie

LE PORTRAIT DES GENS ATTEINTS

Il serait beaucoup trop fastidieux de nommer chaque fois les trois diagnostics existants, soit l'agoraphobie sans antécédent de trouble panique, le trouble panique sans agoraphobie et le trouble panique avec agoraphobie. Aussi, nous parlerons généralement du trouble panique et de l'agoraphobie (TP/A) lorsque les informations concernent ces deux composantes de façon combinée ou séparée. Lorsque des informations ne touchent qu'une seule dimension, nous le préciserons.

Le TP/A se démarque des autres phobies, car, dans ce cas, le déclencheur de la peur ne se trouve pas à l'extérieur de l'individu comme dans le cas d'une phobie des chiens ou des orages. La personne atteinte de ces troubles redoute ses sensations internes par crainte qu'elles ne dégénèrent et qu'elles n'entraînent des conséquences dramatiques comme la perte de contrôle ou la mort. Cette phobie diffère donc des autres par sa forme. Les gens atteints présentent également un profil particulier. Nous présentons ici les facteurs de risque, c'est-à-dire les caractéristiques personnelles que nous retrouvons chez la majorité des gens atteints. Il y a évidemment des raisons qui font que ces caractéristiques sont plus souvent présentes. Nous les expliquerons par la suite en parlant des facteurs prédisposants.

Âge d'apparition

La majorité des attaques de panique spontanées et inattendues surviennent pendant ou après la puberté. Le trouble panique apparaît plutôt vers l'âge de 24 ans. Les gens souffrent longtemps puisqu'il s'écoule environ 10 ans entre le début du trouble et le moment où la personne cherche un traitement pour son trouble panique, soit vers l'âge de 34 ans. Le délai avant de recevoir l'aide appropriée demeure beaucoup trop long. Quant aux enfants, plusieurs d'entre eux se présenteraient chez le pédiatre avec des symptômes d'hyperventilation qui pourraient être des attaques de panique non diagnostiquées. Les AP ne seraient pas détectées parce que les enfants ont un développement cognitif insuffisant pour présenter des pensées telles que la peur de mourir ou de perdre le contrôle en lien avec leurs symptômes.

Sexe et culture

Le nombre d'hommes et de femmes atteints de trouble panique serait à peu près égal. Cependant, deux à trois fois plus de femmes que d'hommes développent de l'agoraphobie en ajout au trouble panique. De plus, ce sont presque exclusivement des femmes qui présentent de l'agoraphobie sévère, en d'autres mots, qui évitent beaucoup de situations. L'explication la plus reconnue de cette importante différence semble liée à des facteurs culturels.

Dans presque toutes les cultures, il est plus facilement accepté que les femmes expriment de la peur et évitent de l'affronter alors qu'il est attendu des hommes qu'ils minimisent leur peur et la surpassent. Ainsi, les femmes vont recourir plus souvent à l'évitement comme stratégie de gestion de l'anxiété. De façon différente, les hommes, pour qui la peur est une émotion peu acceptable, ont tendance à avoir recours à la consommation d'alcool, de nicotine ou de d'autres substances pour essayer de tolérer, d'endurer leur anxiété. Ainsi, ils souffrent plus rarement de l'agoraphobie, mais d'autres problèmes tels que l'alcoolisme ou la dépendance à d'autres substances risquent de s'installer.

Il importe de dire quelques mots au sujet de l'anxiété de séparation. Ce phénomène se définit comme une réaction d'anxiété intense liée au fait d'être séparé d'une figure d'attachement importante. Il est parfois mentionné dans la liste des facteurs prédisposants à l'agoraphobie. Les connaissances actuelles nous révèlent une compréhension différente. L'anxiété de séparation ne serait pas un facteur prédisposant en soi, il s'agirait plutôt d'une manifestation de la tendance à éviter l'anxiété se manifestant à une époque précoce de la vie. Les recherches doivent cependant continuer pour trancher la question de façon plus certaine.

Coûts et répercussions

Les gens présentant un TP/A souffrent sur le plan émotionnel mais présentent également des difficultés de fonctionnement sur les plans social, professionnel et physique. Ils constituent les plus gros consommateurs de services médicaux ambulatoires, incluant les urgences des hôpitaux. Comparativement aux autres troubles psychologiques, ce sont les gens atteints de trouble panique qui se présentent le plus souvent à l'urgence à cause de leur trouble émotionnel puisqu'ils ont peur de mourir lors de l'AP. Ils cumulent sept fois plus de consultations médicales que la population générale et manquent deux fois plus de jours de travail. Évidemment, cette consommation inefficace de services médicaux se modifie une fois que les gens ont un traitement approprié. Bien des années de souffrance et des millions de dollars seraient donc épargnés dans le système de santé et dans les organisations si les gens étaient diagnostiqués et traités plus tôt pour le bon problème.

Comorbidité

Le diagnostic de trouble panique ne survient pas toujours seul. Un peu plus de la moitié des gens qui présentent un TP/A souffrent également d'un autre trouble psychologique. Il s'agit souvent d'un autre trouble anxieux, d'un trouble de l'humeur comme la dépression, d'un trouble d'abus de substance comme l'alcoolisme ou d'un trouble de la personnalité. Les troubles de personnalité qui se manifestent par la dépendance, l'évitement ou la dramatisation sont ceux qui précèdent le plus souvent le TP/A. Généralement, chez les gens qui présentent plusieurs troubles, les autres troubles étaient antérieurs au trouble panique. Certains de ces troubles peuvent d'ailleurs assombrir le pronostic du traitement du TP/A.

Les causes du trouble panique
et de l'agoraphobie

Tous les gens qui en souffrent cherchent, à un moment ou l'autre, la cause expliquant l'apparition de leur phobie. Le clinicien sait qu'il sera confronté à cette question en début de thérapie. Il se trouve chaque fois dans l'obligation de donner une réponse souvent plus complexe que celle que les gens attendaient: il n'y a pas qu'une cause simple au TP/A. Ce trouble semble être provoqué par une interaction entre des facteurs prédisposants, des facteurs précipitants et des facteurs d'entretien. Si les facteurs déclenchants et d'entretien sont toujours présents, ce n'est toutefois pas le cas des facteurs prédisposants. Voyons cela de façon plus détaillée.

Les facteurs prédisposants

Les facteurs prédisposants se définissent comme des caractéristiques d'un individu qui le rendent plus susceptible de développer un problème de TP/A. Ils ne le causent pas directement, puisque certaines personnes présentant tous ces facteurs ne le développent pas. D'autres personnes présentent le trouble sans que l'on retrouve de facteurs prédisposants. Ainsi, la présence d'un ou de plusieurs de ces facteurs chez une personne ne constitue pas un gage d'apparition du trouble mais augmente le risque qu'elle en soit affectée.

Faisons un parallèle avec la grippe. Un niveau de stress très élevé et la fatigue excessive nous prédisposent à attraper le virus de la grippe s'il est présent dans l'environnement. Il s'avère cependant bien clair que, sans le virus de grippe, on peut être stressé et fatigué longtemps mais il n'y aura pas de grippe possible. On voit bien alors le rôle de facteurs qui prédisposent mais ne suffisent pas pour déclencher le problème. D'autres fois, même si nous sommes reposés et calmes, si un virus de grippe très virulent se trouve dans notre environnement, nous pouvons tout de même l'attraper alors que nous ne présentions pas de facteurs prédisposants.

Il existe des facteurs prédisposants au trouble panique et des facteurs prédisposants à l'agoraphobie. Examinons-les de plus près.

La vulnérabilité biologique

La majorité des chercheurs et des cliniciens s'entendent aujourd'hui pour dire qu'il y aurait certains facteurs de vulnérabilité biologique au développement du trouble panique. **Un premier facteur serait la tendance à être «nerveux» au sens d'être toujours prêt à faire face au danger.** On peut aussi décrire ce facteur comme une tendance à être très réactif biologiquement à des changements environnementaux. Sur le plan neurobiologique, ces individus réagiraient plus fortement au stress généré par les événements de la vie courante.

Un autre facteur de vulnérabilité biologique consisterait à ce que la réponse d'alarme soit plus sensible chez certains individus, c'est-à-dire qu'il faudrait des niveaux de stress moins élevés pour l'activer. Évidemment, si ces deux éléments coexistent, on comprend qu'une personne déjà vigilante, donc plus tendue, dont la réaction d'alarme se déclenche plus facilement, soit plus susceptible de vivre un jour des attaques de panique. De façon plus simple, la vulnérabilité biologique est parfois décrite comme une réactivité élevée du système nerveux autonome et du système nerveux central.

Prenons l'exemple de Karim et de Sébastien. Ce sont deux étudiants qui réussissent bien avec des résultats semblables. Ils se connaissent depuis longtemps et savent qu'ils ont une façon différente de réagir aux examens. Karim réussit aussi bien que son ami, mais, le jour qui précède un examen, il réagit plus fortement. Il a peu d'appétit, se sent tendu et sait qu'il dormira difficilement parce qu'il devra appeler Sébastien pour être certain qu'il se lève à temps pour aller à son examen. Ce jour-là, alors qu'ils étudient en préparation d'un examen à la bibliothèque du cégep, tous deux se font surprendre par Steve, qui arrive par derrière en les faisant sursauter. Alors que Sébastien se redresse soudainement sans ressentir d'autres malaises, Karim pousse un cri de surprise, sent son cœur qui s'emballe, cherche à reprendre son souffle. Son système nerveux a déclenché une réaction physiologique plus forte que celle ressentie par Sébastien dans la même situation.

Comme dans le cas de Karim, le système nerveux de la personne ayant une vulnérabilité biologique réagirait plus fortement à tous les événements de la vie courante et aurait besoin d'un moins grand stress pour que la réaction d'alarme se déclenche. Ces individus ne naissent donc pas avec un problème de panique, mais cette réaction particulièrement forte de leur système nerveux les rendrait plus vulnérables à ce type de problème. Rappelons que les aspects biologiques s'avèrent toutefois insuffisants pour expliquer l'installation d'un trouble aussi complexe que le TP/A. Ainsi, la vulné-rabilité psychologique tient une place très importante pour moduler notre réaction à notre expérience biologique.

La vulnérabilité psychologique

La vulnérabilité psychologique réfère à **la tendance à percevoir l'anxiété comme un phénomène nocif ou nuisible**. On parle souvent de «sensibilité à l'anxiété». Les gens s'avèrent non seulement trop sensibles à l'anxiété, **ils**

déploient une attention disproportionnée aux sensations physiques. Constamment à l'affût des moindres sensations physiques subtiles et de leurs variations, **ils perçoivent à tort des variations normales comme des signaux indiquant une menace ou un danger**. Certains facteurs vont influencer le développement de cette vulnérabilité psychologique chez l'enfant.

Les perceptions, les croyances, les comportements qu'un individu apprend de la naissance à l'âge adulte jouent un rôle très important dans de son rapport à l'anxiété. L'enfant apprend beaucoup en observant les autres et en les imitant. Si les membres d'une famille réagissent à l'anxiété de façon inadaptée, l'enfant risque d'adopter ces mêmes modes de réaction. Nombre des gens chez qui va se développer le trouble panique semblent avoir été exposés dès l'enfance à des adultes qui évaluent les symptômes physiques normaux comme dangereux et qui ont pu sans le savoir encourager le développement de comportements de victime ou de malade chez leur enfant. Parfois, c'est l'observation lors de l'enfance de souffrances physiques aiguës chez un proche qui contribue à faire naître l'idée que les symptômes physiques sont dangereux et requièrent toute notre attention. Si l'enfant est lui-même atteint d'une maladie ou s'il subit une blessure qui entraîne une grande douleur sur une longue durée, cela peut produire le même effet: les sensations physiques et l'anxiété vont être perçues à l'excès comme des phénomènes inquiétants et dangereux.

Les attitudes parentales vont en partie déterminer comment l'enfant percevra sa capacité de contrôle personnel sur ses idées, ses émotions et son environnement. Elles vont également déterminer en partie la vulnérabilité psychologique. Elles vont exercer, entre autres, une influence importante sur **la tendance à avoir recours à l'évitement comme stratégie de gestion de l'anxiété**, ce qui est un facteur de risque pour l'apparition de l'agoraphobie. Ainsi, les parents dont les attitudes et les règles éducatives sont constantes, qui donnent à l'enfant des conséquences bien adaptées à ses comportements, vont permettre à celui-ci de développer la perception qu'il peut influencer son environnement de manière prévisible. Les parents ayant un comportement rigide, explosif, inconsistant ou négligent vont plutôt favoriser le développement d'un sentiment d'impuissance chez leur enfant. De la même façon, les parents qui sont moins envahissants et protecteurs permettent à leur enfant d'explorer le monde et d'acquérir de nouvelles habiletés pour composer avec de nouveaux événements dans leur environnement. Ils vont l'encourager à affronter les aléas de la vie plutôt que de l'encourager à les éviter. On peut donc résumer ainsi les caractéristiques parentales qui vont contribuer au renforcement d'une perception de contrôle chez leur enfant: chaleureux, constants et justes envers les comportements de leur enfant, ces parents encouragent le développement de l'autonomie sans être intrusifs, surprotecteurs ou trop contrôlants.

Voyons le cas d'un enfant surprotégé par sa mère. Celle-ci insiste pour que son enfant se fie continuellement à elle et ne prenne pas d'initiative. Elle a cessé de travailler, car elle dit qu'elle ne peut supporter l'anxiété du marché du travail. Elle demande à son mari de faire face à sa place aux situations qui la rendent anxieuse. L'enfant ne peut rien faire sans sa permission ou son aide. Il ne peut pas jouer ou traverser seul la rue s'il y a le moindre risque de se blesser. Sa mère le reconduit à l'école tous les jours, elle lui transporte ses livres. L'enfant n'apprend pas à se débrouiller seul, à acquérir des comportements d'autonomie, à composer avec les situations stressantes; au contraire, il cherche plutôt à les éviter lui aussi. Il arrive avec peine à gérer l'anxiété générée par les situations courantes de la vie. Apprenant ainsi à éviter les situations stressantes plutôt qu'à les affronter, habité par la peur de vivre de l'anxiété, il devient vulnérable à l'anxiété et prédisposé à développer de l'agoraphobie.

Prenons l'exemple de Line, envoyée par son médecin pour un TP/A. Essayons de voir si des facteurs prédisposants ont joué un rôle dans son cas. Âgée de 29 ans, Line a eu 2 enfants avec un premier mari qui est décédé du cancer.

Elle s'est remariée un an plus tard et a eu un autre enfant. Elle s'occupe des enfants à temps plein à la maison. Elle se décrit comme une personne plutôt dépendante et nerveuse depuis son tout jeune âge. Elle perçoit avoir des réactions physiques plus fortes que les autres dès qu'elle sursaute ou se sent stressée. Enfant unique, elle dit avoir été surprotégée par ses parents. Elle a abandonné l'école en 4e secondaire parce qu'elle a eu des attaques de panique en classe et n'a jamais voulu y retourner. Elle était alors très stressée par des exposés oraux qu'elle devait faire en classe. Depuis l'adolescence, elle a très rarement été sans amoureux. Elle a souvent entrepris des relations seulement pour éviter d'être seule.

Elle a refait des attaques de panique lorsqu'elle a quitté son village pour aller vivre en ville avec son ami de l'époque. Les AP se sont alors déclenchées de plus en plus souvent et Line a constamment la peur d'en revivre. Elle est rapidement retournée dans son village, car elle se sentait alors trop insécure. Elle n'aime pas la solitude et s'est organisée pour vivre tout près de ses parents. Elle sort de chez elle que si elle est accompagnée de son mari ou de ses parents, de peur de paniquer si elle s'éloigne seule de la maison.

Line présente des facteurs prédisposants. Elle montre d'abord les indices d'une vulnérabilité biologique. On retrouve également une vulnérabilité psychologique à laquelle les comportements surprotecteurs de ses parents ont sûrement contribué. On peut supposer aussi que des traits de personnalité dépendante étaient déjà présents chez cette femme avant l'installation de son TP/A.

Rappelons que nous aurions pu ne trouver aucun facteur prédisposant. Soulignons également qu'elle aurait pu ne jamais développer de TP/A malgré ses prédispositions.

Le contexte d'apparition de la première attaque de panique

La plupart du temps, les premières AP spontanées et inattendues surviennent hors de la maison lorsque la personne conduit, marche, est au travail ou à l'école, généralement en public ou dans un autobus, le métro, un avion. Les sensations physiques seraient alors perçues comme particulièrement menaçantes à cause de la perception de la diminution de la capacité de fonctionner (en conduisant), de la sensation d'être pris (métro), de la crainte d'être jugé (en groupe) ou à cause de l'éloignement de son point de sécurité (voyage à l'extérieur du pays). Nous croyons que certains facteurs précipitent les premières AP qui se manifestent dans ces différents contextes.

Les facteurs précipitants

Certains événements de vie précipitent la ou les premières attaques de panique sans lesquelles le trouble panique n'existerait pas. Ils ne surviennent pas nécessairement dans les heures qui précèdent l'AP, mais créent le contexte qui va favoriser l'apparition de l'AP en plaçant la personne dans une situation où ses mécanismes d'adaptation ont atteint ou dépassé la limite de leurs capacités. Bien que certaines personnes aient de la difficulté à se rappeler les événements qui ont déclenché les premières attaques, on arrive le plus souvent à les déterminer clairement. Il s'agit des facteurs précipitants qui ont rendu la personne plus vulnérable et ont fait se déclencher la première fausse alarme. Ils peuvent prendre la forme d'un stresseur physiologique, psychosocial ou chronique.

Les stresseurs physiques

Les **stresseurs physiques** incluent les malaises tels une crise d'hypoglycémie, un syndrome de Ménière ou un accouchement. Cela peut aussi être un accident ou une agression. Parfois, les effets secondaires d'un médicament ou la consommation de drogues comme le cannabis ou la cocaïne vont induire la première attaque de panique. La personne peut vivre une AP lorsque l'un de ces événements survient quand elle se sent déjà à la limite de ses ressources d'adaptation.

Soumia, qui se décrit comme ayant un tempérament anxieux, avait très peur de son accouchement. Au moment du travail de dilatation, ne pouvant échapper à la situation et à la douleur, elle a hyperventilé. L'hyperventilation consiste à respirer trop intensément de telle sorte que cela provoque des engourdissements, des étourdissements et d'autres sensations désagréables qui sont totalement inoffensives. Cela l'a malgré tout fait paniquer. Elle avait peur de perdre le contrôle et de mourir, alors qu'objectivement son accouchement se déroulait très bien. De retour à la maison, elle s'est mise à redouter de vivre à nouveau une telle panique. Elle se sentait prise et démunie face à son enfant. Elle a ainsi commencé à avoir peur de rester seule avec lui et de paniquer à nouveau. Le TP/A s'installait.

Les stresseurs psychosociaux

Un **stresseur psychosocial** important précipite souvent la première AP. On entend par stresseur psychosocial un divorce, la mort d'un être cher, une perte d'emploi, autant d'événements qui peuvent rendre la personne plus vulnérable et favoriser le déclenchement d'une première attaque de panique. Comme dans le cas du stresseur physique, cet événement risque d'autant plus de déclencher une panique quand un individu apparaît constamment anxieux et un peu dépressif avant que survienne ce moment de crise personnelle.

Repensons au cas de Line. Elle dit avoir paniqué la première fois en classe par crainte de faire un exposé oral et les attaques de panique ont repris à la suite d'un déménagement. Ainsi, on peut dire que, pour elle, ce sont des stresseurs psychosociaux qui ont déclenché les AP.

Les stresseurs chroniques

Il se présente d'autres cas où on ne retrouve la présence ni d'un traumatisme particulier ni d'un stresseur psychosocial ponctuel. Il apparaît cependant très clair que l'individu vit un stress majeur qui dure depuis longtemps et affecte son fonctionnement et ses mécanismes d'adaptation. Nous parlons alors de **stresseur chronique**, lequel peut prendre la forme de problèmes conjugaux, de conflits au travail ou d'une maladie. Le terme « chronique » ne signifie pas que ce stress sera toujours présent, mais bien qu'il dure depuis longtemps : suffisamment longtemps pour affecter l'individu concerné à un point tel qu'il peut vivre des attaques de panique et devenir un candidat au TP/A. Les travailleurs qui ont vécu au fil des ans des coupures de poste dans leur milieu de travail, vivant dans l'appréhension que la prochaine fois ce soit leur poste qui sera aboli, en constituent un exemple.

Les facteurs d'entretien

Vous connaissez maintenant les principaux facteurs qui prédisposent au trouble panique et à l'agoraphobie, et ceux qui précipitent les premières attaques de panique. Il s'avère essentiel de bien connaître également les facteurs les plus susceptibles d'entretenir ce problème. En effet, 15 % de la population générale vit une ou deux AP isolées sans développer de trouble panique alors que d'autres développent un TP/A suite à cet événement. Les facteurs qui expliquent comment un individu entretient le problème sans le savoir ou le vouloir se nomment facteurs d'entretien.

Le conditionnement et l'évitement intéroceptif

La plupart des gens souffrant de TP/A peuvent nous raconter en détail leur première AP même si elle remonte à plusieurs années. Il va sans dire qu'elle constitue donc pour eux un événement marquant pour s'être gravée de façon aussi claire dans leur mémoire. Il y a donc **un pairage très puissant entre la peur et les sensations intéroceptives (internes) d'anxiété**. Ce pairage va faire que, par la suite, les sensations physiques semblables, qu'elles soient induites par l'anxiété, l'exercice physique ou d'autres émotions, vont à nouveau déclencher une fausse alarme ou l'appréhension de son déclenchement. Les gens peuvent en être conscients ou non, le phénomène ne s'en appliquera pas moins : certaines sensations physiques ont été associées, pairées à tort à une perception de danger interne.

Rappelons qu'un des facteurs prédisposants au TP/A est la vulnérabilité psychologique qui consiste à percevoir les sensations physiques comme des événements potentiellement dangereux. Ce terrain est terriblement fertile pour favoriser un tel conditionnement. Prenons l'exemple de Payge. Elle a toujours été réactive à ses sensations physiques, néanmoins, elle fonctionnait normalement. Maintenant qu'elle a développé le TP/A, elle craint spécialement les palpitations et l'essoufflement vécu lors des AP, qu'elle associe à une crise cardiaque. Ce conditionnement ou cette association entre ces sensations et la peur a un impact dans un domaine important pour elle. Alors qu'elle a toujours pratiqué certains sports, elle a cessé toute activité physique et craint maintenant de marcher vite ou de monter des escaliers. En effet, dès que le rythme de son cœur et de sa respiration augmente, cela déclenche sa crainte de la crise cardiaque, dans des contextes qui pourtant sont très sains pour son cœur. Personne ne contestera que l'exercice est bon pour le muscle cardiaque : pourtant, Payge est maintenant terrorisée par l'entraînement physique qu'elle adorait. Elle fait de **l'évitement de ses sensations physiques appelé « évitement intéroceptif »**.

L'interprétation catastrophique des sensations et l'anxiété d'appréhension

Lors des premières AP, la réaction d'alarme s'active dans un contexte où il n'y a pas de danger externe. Les gens ont alors le réflexe de chercher une explication interne à cette activation intense de leur système nerveux. D'où la pensée de faire une crise cardiaque, d'étouffer, de perdre conscience ou de devenir fou, car ils cherchent une cause à un déclenchement inapproprié et aléatoire de la réponse d'alarme. **Cette interprétation catastrophique des sensations** va accroître la peur d'avoir peur : **les gens vont appréhender de les ressentir à nouveau parce qu'ils les perçoivent à tort comme l'annonce d'une catastrophe imminente.** Ils font de l'**anxiété d'appréhension.**

L'anxiété d'appréhension se manifeste parfois bien avant que la personne soit confrontée à la situation. La personne appréhende de revivre ces sensations devenues pour elle des indices de catastrophe imminente. Elle a tendance à se centrer entièrement, intensément, sur les sensations qu'elle éprouve, à en chercher la cause. Elle va scruter continuellement ce qui se passe en elle. De ce fait, elle va rester en alerte et provoquer une certaine activation des sensations, ce qui les entretient ou les amplifie. Elle appréhende donc des malaises épouvantables dans les jours, les heures à venir. Son anxiété s'accroît bien avant que la situation redoutée se présente et peut finalement provoquer une attaque de panique si la personne interprète les sensations qu'elle a induites par son appréhension comme les signes d'un danger immédiat. Donc, les interprétations catastrophiques des sensations vécues par l'individu entretiennent l'appréhension et contribuent à perpétuer le problème.

Serge a eu très peur de perdre conscience dans un centre commercial par suite d'une AP et, depuis, il considère cet événement comme très probable. On peut qualifier sa peur d'irréaliste puisque cela ne s'est jamais produit malgré bien des attaques de panique déjà vécues. La perte de conscience consécutive à une AP se produit d'ailleurs excessivement rarement, pour qui que ce soit; lorsque cela se produit, la cause est liée à un autre problème. Serge n'a pas uniquement peur lorsqu'il se trouve sur les lieux qu'il redoute. Quand il accepte d'aller au centre commercial avec sa femme, longtemps avant de partir, il s'imagine qu'il va paniquer et s'évanouir une fois sur place. Ce type d'anxiété d'appréhension constitue la peur d'avoir peur. Serge ressent alors tellement de peur que, souvent, il n'ose pas sortir de chez lui et invente une excuse pour refuser l'offre de sa femme. On parle alors d'évitement.

Les comportements d'évitement, d'échappement et les garanties sécurisantes

L'**échappement** consiste à quitter une situation, l'**évitement** réside dans le fait de ne pas y aller du tout. L'agoraphobe en vient à avoir tellement peur à force d'appréhender qu'il s'échappe ou évite la situation redoutée plutôt que d'y faire face. Lorsqu'il évite ou qu'il s'échappe d'une situation, il ressent immédiatement un profond soulagement dû à la baisse d'anxiété. Ce répit instantané porte l'agoraphobe à choisir fréquemment l'échappement ou l'évitement comme moyen de réduire son anxiété. Cette fuite constante contribue à entretenir l'idée qu'une catastrophe se serait produite s'il était resté à l'endroit redouté, ce qui ne serait évidemment pas le cas. Il en résulte à long terme, et même parfois à très court terme, une perte d'autonomie et de confiance en soi très douloureuse.

Faisons encore une fois le lien avec les facteurs prédisposants. Nous avons abordé dans la vulnérabilité psychologique la tendance pour les femmes, de par leur éducation, à avoir recours à l'évitement comme stratégie de gestion de l'anxiété. On peut voir ici que cette stratégie d'évitement aura des effets dévastateurs susceptibles d'entraîner une agoraphobie sévère qui s'ajoutera au trouble panique.

L'évitement peut concerner certaines **situations** comme le métro, l'épicerie, les centres commerciaux, le fait d'être seul chez soi; il peut aussi devenir de l'évitement d'**activités** qui naturellement créent des sensations physiques comme le fait de danser ou de boire du café. Parfois l'évitement est plus subtil, car il se fait à l'aide de **garanties sécurisantes**. Certaines personnes chercheront à éviter leurs sensations internes en ayant recours à la médication de façon inadéquate, gobant un comprimé anxiolytique au moindre symptôme physique d'anxiété. D'autres personnes prendront l'autobus seulement si elles ont leur bouteille d'eau, pour ne pas avoir la bouche sèche, ce qu'elles redoutent par peur d'étouffer. L'utilisation de garanties sécurisantes comme les médicaments, la bouteille d'eau ou le téléphone cellulaire entretient chez la personne l'idée qu'elle serait en danger si elle n'avait pas cet objet avec elle. Il s'agit donc d'une façon d'éviter de vraiment faire face à la situation.

Les facteurs d'entretien additionnels

a) Les stresseurs chroniques

Nous avons déjà mentionné ce facteur parmi les éléments précipitants du TP/A. S'il n'a pas été réglé entre temps, il nous apparaît essentiel de le mentionner à nouveau parmi les facteurs d'entretien. Il joue encore un rôle en continuant d'augmenter le niveau global d'anxiété, rendant l'individu de plus en plus vulnérable aux attaques de panique qui le terrorisent. En effet, si la pression engendrée par ce stresseur chronique a déclenché des attaques de panique, sa présence constante laisse l'individu, devenu encore plus vulnérable, dans un état où il se sent encore moins apte à affronter ce même stresseur.

b) Le soutien social inadéquat

L'apparition de l'agoraphobie va entraîner des consé-quences non seulement pour la personne atteinte mais également pour ses proches. Se percevant incapable d'affronter certaines situations, l'agoraphobe demande à des personnes sécurisantes de l'accompagner ou de faire les choses à sa place. Les proches, qui ne comprennent pas plus ce qui se passe, vivent également beaucoup de désarroi et ne savent pas comment réagir aux demandes de l'agoraphobe.

Avec de bonnes intentions, les proches peuvent com-mencer à faire l'épicerie et les courses à la place de l'agora-phobe, qui va apprécier cette aide et va se sentir soulagé d'éviter. Ils peuvent aussi accepter d'accompagner la personne dans tous ses déplacements afin de la sécuriser, bien qu'il leur soit difficile de comprendre de quoi la personne peut bien avoir peur ! À long terme, sans que les gens en soient conscients, cet évitement va contribuer à entretenir et même à aggraver le TP/A. Les accompagnateurs deviennent des compagnons phobiques. Ce compagnon sécurisant peut être le mari, un parent, un ami ou même l'enfant de la personne, ce qui aura généralement un impact négatif pour celui-ci. Ce n'est évidemment pas le rôle d'un enfant de sécuriser son parent.

Parfois, l'entourage de l'agoraphobe réagira de façon blâmante ou agressive, ce qui augmentera la détresse de l'agoraphobe. Il peut être difficile d'accepter qu'un conjoint refuse d'aller travailler si on ne comprend pas de quoi il a peur et que ceci place la famille dans une situation financière difficile.

Dans ces deux cas, rappelons que les proches ne savent pas plus que l'agoraphobe ce qui crée le problème et qu'ils contribuent souvent à l'aggraver ou à le maintenir à leur insu. Dans le chapitre 6, une section aborde les modes de relation entre la personne agoraphobe et son entourage, et présente des suggestions pour aider les proches à soutenir adéquatement la personne atteinte à s'en sortir.

c) Les bénéfices secondaires

On désigne en ces termes les avantages que l'agoraphobe peut soutirer de son dysfonctionnement. Son problème lui apporte parfois plus d'attention de la part de ses proches. Vu sa difficulté à se déplacer, il délaisse de plus en plus ses responsabilités. Ces faux avantages peuvent être agréables à court terme pour quelqu'un qui présente des traits de dépendance. Cette diminution d'autonomie peut créer un nouvel équilibre dans le couple. Ainsi, ce problème peut accroître les responsabilités du partenaire et le valoriser. Parfois, l'agoraphobie d'une femme peut être entretenue par un mari jaloux et contrôlant qui trouve avantageux que sa femme ne puisse sortir sans lui.

Soulignons que le TP/A et les problèmes associés résultent généralement d'un ensemble de facteurs qui interagissent. Plus la personne agoraphobe récolte de bénéfices secondaires, moins elle sera encline à demander un traitement et à persister pendant le traitement. Nous croyons pourtant que ces bénéfices s'avèrent bien maigres comparativement à toutes les conséquences néfastes de ce problème.

Rappelons que certaines personnes ne bénéficient d'aucun bénéfice secondaire à leur trouble. Leur incapacité partielle ne contribue qu'à augmenter leur niveau global d'anxiété et alimente ainsi leur problème de départ. Elles vivent alors une détresse d'autant plus aiguë.

LA RÉACTION EN CHAÎNE

Nous venons de voir quels facteurs influencent, à divers moments, l'apparition du trouble panique et de l'agoraphobie. Voyons maintenant, à l'aide de deux schémas et d'exemples, comment tous ces mécanismes forment une réaction en chaîne qu'il faudra briser pour vaincre le TP/A.

La figure 2 présente la séquence complète de l'installation du TPA et la façon dont les différents facteurs jouent leur rôle. Les facteurs prédisposants ne mènent pas à ce TP/A sans qu'un facteur précipitant ne déclenche une attaque de panique. Remarquez aussi que les facteurs d'entretien doivent être présents. Cependant, il arrive qu'un individu n'ayant pas de facteurs prédisposants développe le trouble à cause de facteurs précipitants et d'entretien.

Dans la figure 3 (page 60), nous retrouvons de façon détaillée la dynamique jouée par les facteurs d'entretien dans la continuation du trouble après que les premières attaques de panique ont eu lieu. Cette séquence s'avère cruciale pour expliquer le cercle vicieux qui perpétue le TP/A. Sa compréhension constitue la base sur laquelle reposent les stratégies de traitement proposées dans les prochains chapitres. Le rôle important tenu par le conditionnement intéroceptif, l'interprétation catastrophique des sensations, l'anxiété d'appréhension, l'échappement et l'évitement y apparaît clairement. L'augmentation de l'anxiété liée aux stresseurs chroniques peut faire accroître la fréquence des attaques de

FIGURE 2

Séquence du développement du trouble panique et de l'agoraphobie

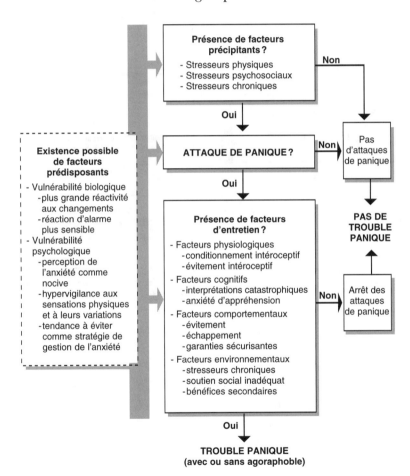

TROUBLE PANIQUE
(avec ou sans agoraphobie)

FIGURE 3

Cycle des facteurs d'entretien de l'attaque de panique

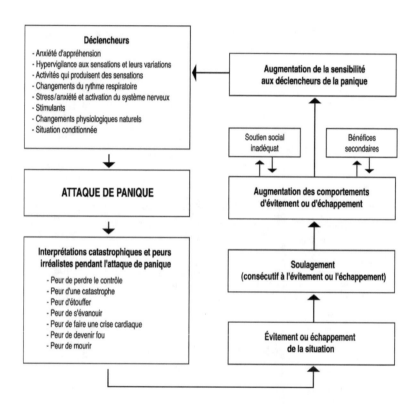

panique en rendant l'individu encore plus vulnérable. On peut voir également qu'un soutien social inadéquat et des bénéfices secondaires résultant de l'évitement encouragent la répétition de ce comportement.

Nous vous incitons fortement à examiner ces schémas à la lumière des deux exemples qui suivent. À la fin de chaque exemple, nous présentons les éléments que nous percevons comme les plus importants dans chaque cas. Ces exemples peuvent vous être utiles par la suite pour bien évaluer votre

TP/A en vous aidant à déterminer ce qui entretient votre trouble.

Un minoritaire surprotégé

Prenons d'abord l'exemple de Josué. Au moment où il vient consulter, il a 34 ans et souffre de TP/A depuis quelques années. Voici les éléments que nous dégageons dans l'analyse de son problème.

Josué a passé son enfance à l'étranger dans un pays où il faisait partie d'une minorité religieuse. Sa mère, déjà surprotectrice avec ses deux aînés, le fut encore plus avec lui, les tensions entre les gens des différentes croyances s'étant accentuées. Sa mère percevait de façon dramatique tous les petits maux physiques de l'enfance, craignant de ne pouvoir soigner adéquatement ses enfants. Arrivé au pays à la fin de l'adolescence, il rapporte avoir toujours eu un tempérament nerveux. Son anxiété se manifeste par un constant sentiment de fébrilité et des réponses de sursaut très fortes qu'il présente depuis l'école primaire. Il est marié et a deux enfants. Il occupe un poste dans la vente où la pression est forte.

Les attaques de panique ont commencé à la suite du décès rapproché de ses parents. Les attaques de panique ont contribué à alimenter chez lui, de tempérament déjà anxieux, la peur d'une catastrophe imminente pouvant avoir lieu pendant une de ces paniques. Il est terrifié par tous les symptômes cardiaques: il a donc cessé de faire du sport et ralentit dès qu'il sent son rythme cardiaque augmenter. d'appréhension, Sa peine de faire une crise cardiaque dans un lieu public où il ne pourrait recevoir de l'aide nourrit son d'anxiété. Le problème lui nuit particulièrement dans son travail où il doit fréquemment aller au restaurant, situation qu'il redoute au plus haut point et qu'il s'est mis à éviter par toutes sortes de stratagèmes. Ses attaques de panique surviennent de façon relativement fréquente. Il traîne toujours avec lui un comprimé d'anxiolytique qu'il ne prend jamais, mais dont il est dépendant comme garantie sécurisante.

En suivant la figure 2, voyons les points qui ont joué un rôle important dans le développement et l'entretien du problème de Josué. On retrouve chez lui des **facteurs prédisposants** : la vulnérabilité biologique dont il rapporte les manifestations et la vulnérabilité psychologique en termes d'hypervigilance aux sensations physiques et à leurs variations ainsi que la tendance à éviter comme stratégie de gestion de l'anxiété. La mort de ses deux parents à trois mois d'intervalle est le **facteur précipitant** de nature psychosociale qui a déclenché les premières attaques de panique. Quant aux **facteurs d'entretien**, le conditionnement intéroceptif a été très intense chez Josué, des variations de rythme cardiaque modérées déclenchant de nouvelles AP. Josué entretient involontairement son TP/A en continuant d'alimenter l'anxiété d'appréhension par des interprétations catastrophiques de ses réactions d'anxiété et en évitant ou en s'échappant de toute situation où une panique est déjà survenue. L'anxiolytique qui lui sert de garantie sécurisante le fragilise, car il a déjà fait des AP parce qu'il n'avait pas son comprimé sur lui bien qu'il ne le prend jamais.

PLUS D'ATTAQUES DE PANIQUE, MOINS DE PROJETS

À l'aide du cas d'Isabelle, voyons maintenant en détail la réaction en chaîne des facteurs d'entretien présentée dans la figure 3. Il y a 8 ans, alors âgée de 19 ans, elle attendait d'entrer au cinéma. Soudainement, comme si quelque chose de menaçant allait lui arriver, elle a subi une attaque de panique. Elle a eu l'impression de manquer d'air, ses jambes sont devenues molles, elle s'est sentie isolée du monde. Elle a eu très peur de s'évanouir sur le trottoir et de mourir étouffée. À partir de ce moment, la vie d'Isabelle s'est résumée à deux questions : «Est-ce que j'aurai d'autres attaques de ce genre? Qu'est-ce que je peux faire pour les prévenir?» Elle évite de marcher vite pour ne pas être essoufflée et risquer de faire une AP. Isabelle se trouve confrontée à un problème de TP/A.

Elle a commencé à éviter plusieurs endroits comme le métro d'où elle imaginait ne pas pouvoir s'échapper rapidement si elle sentait qu'elle allait manquer d'air ou s'évanouir. Secrétaire de profession, elle a refusé plusieurs promotions par peur de se retrouver dans des situations devenues phobiques. Sa peur de vivre d'autres attaques de panique a limité grandement sa vie conjugale, sociale et professionnelle. Elle ne peut se déplacer que de son milieu de travail à chez elle et vice versa. Elle n'est jamais retournée au cinéma. Les variations du rythme respiratoire sont ce qui lui fait le plus peur et elle y est donc hypersensible.

Examinons les facteurs d'entretien présents chez elle. Les changements de rythme respiratoire, les lieux associés aux AP (comme le cinéma) et l'anxiété d'appréhension constituent ses principaux déclencheurs des AP. Lorsqu'elle panique, elle entretient l'idée qu'elle va s'évanouir et mourir étouffée, bien qu'évidemment les faits démontrent bien que ce ne soit jamais arrivé. Elle vit un degré d'anxiété tellement élevé qu'elle fuit les situations au plus vite. Isabelle se sent alors soulagée et est convaincue qu'elle serait mieux d'éviter complètement cette situation la prochaine fois. Isabelle évite de plus en plus de situations et constate que les AP se déclenchent de plus en plus facilement.

RÉSUMÉ

Les facteurs en jeu dans l'apparition d'un trouble panique et de l'agoraphobie sont nombreux et se combinent de multiples façons pour chaque personne atteinte. Une vulnérabilité biologique et une vulnérabilité psychologique peuvent rendre la personne plus à risque de développer ces troubles. Les facteurs précipitants de la première attaque de panique semblent d'un autre ordre. Il peut s'agir d'un stresseur physique, d'un stresseur psychosocial ou d'un stresseur chronique. Le conditionnement intéroceptif, les interprétations catastrophiques, l'anxiété d'appréhension et les différents types d'échappement et d'évitement constituent les principaux facteurs d'entretien du problème. Les stresseurs chroniques, un soutien social inadéquat et des bénéfices secondaires possibles jouent aussi un rôle dans l'entretien du trouble panique avec agoraphobie.

Chapitre trois

L'évaluation du trouble panique et de l'agoraphobie

S'AUTOÉVALUER

L'objectif de ce chapitre est de vous permettre de déterminer ce qui caractérise **votre** TP/A. Tout comme une empreinte digitale, il n'existe pas deux problèmes tout à fait identiques. Chaque individu qui présente le trouble pense et réagit d'une façon qui lui est propre. Alors que l'un craint de perdre le contrôle et a l'impression d'étouffer quand il est dans une foule, l'autre peut ne ressentir que peu d'anxiété dans cette même situation, mais paniquer lorsqu'il est seul chez lui.

Nous allons donc aborder chaque facteur relié à l'apparition du TP/A afin de vous aider à bien vous questionner sur votre propre façon de réagir aux situations qui vous effraient. L'élément clé de cette démarche personnelle s'appelle l'**autoévaluation**. S'autoévaluer, c'est un peu comme se regarder dans un miroir. Cela consiste à prendre une distance par rapport à soi-même de manière à avoir un reflet de sa façon de réagir et de fonctionner dans différentes situations quotidiennes. Cela vous apprend donc à utiliser un outil fort utile pour consolider votre confiance personnelle. Certaines personnes nous disent parfois : « Comment puis-je apprendre à m'observer alors que l'anxiété submerge une grande partie de mon attention?» Quelques essais suffiront pour l'apprentissage de l'autoévaluation. Il importe avant tout d'être systématique, d'y mettre du temps et de savoir quoi observer.

Que faut-il évaluer?

Le chapitre précédent a décrit les éléments qui contribuent à l'installation de ce trouble phobique. Certains de ces éléments aident notre compréhension du problème sans pourtant qu'ils occupent une importance centrale dans le traitement. D'autres aspects, incontournables quand on aborde le traitement, nécessitent un examen précis de votre part. Par exemple, la connaissance des facteurs prédisposants s'avère un outil pratique pour suggérer des avenues de travail personnel une fois le TP/A maîtrisé. En vous attaquant aux éléments qui vous ont rendu plus vulnérable, vous pouvez conserver plus facilement vos acquis une fois l'intervention terminée. Par exemple, l'apprentissage de l'affirmation de soi peut vous permettre de faire face avec plus de compétence à certains stresseurs psychosociaux.

L'examen des facteurs d'entretien constitue toutefois l'élément capital dans l'élaboration du traitement du TP/A. Ces ruptures doivent être observées minutieusement, car ils servent à déterminer vos priorités de traitement et à choisir les stratégies d'intervention les plus appropriées. Nous examinerons tour à tour chaque type de facteur ayant joué un rôle dans votre problème. Nous vous suggérons de consigner dès maintenant toutes vos observations dans un cahier qui vous tiendra lieu de journal de bord tout au long de votre démarche. Vous y noterez vos observations, vos objectifs, vos exercices, vos réussites, vos difficultés, vos bilans d'étape ou vos impressions générales. Bref, tout ce qui concerne la démarche que vous entreprenez à partir de maintenant.

Avant d'évaluer votre TP/A, il y a toutefois deux points très importants à examiner qui peuvent modifier complètement la marche à suivre : il s'agit de l'évaluation de la santé physique et l'examen des problèmes déjà présents avant l'apparition du TP/A.

ÉVALUER LA SANTÉ PHYSIQUE

Avant de commencer l'évaluation détaillée de votre trouble, il faut s'assurer que vous n'avez pas un problème physique. Par exemple, les individus ayant des problèmes cardiaques, respiratoires, neurologiques ou endocrinologiques peuvent ressentir des symptômes physiques s'apparentant à ceux présents lors d'une attaque de panique. **Si vous ne l'avez pas déjà fait, il est impératif de consulter un médecin avant d'entreprendre le traitement de votre phobie**.

Si vous êtes comme la très grande majorité des gens que nous voyons en consultation, vous avez déjà consulté un ou plusieurs spécialistes en plus de votre généraliste. Ces derniers ont probablement tenté de vous rassurer en vous disant que l'anxiété et le stress causaient vos malaises et que vous n'aviez pas de problème physique. Toutefois, si dans votre cas les médecins ont diagnostiqué un problème de santé physique, il devrait être traité et contrôlé. Si c'est le cas et que la persistance des symptômes que vous avez n'est plus attribuable au problème de santé physique, il se peut que vous ayez développé une peur des symptômes physiques causés par la maladie et qu'un véritable TP/A se soit installé en complication de votre trouble physique. Ce processus d'évaluation devrait vous permettre de départager les deux.

Afin d'éviter toute confusion entre une sensation physique liée à un problème de santé particulier et une sensation causée par l'anxiété, nous vous proposons un premier exercice.

Exercice 1

Si vous avez un problème de santé, dressez la liste des symptômes physiques qui sont causés directement par celui-ci. Par exemple, si vous avez un problème de tachycardie (accélération soudaine du rythme des battements du cœur, souvent inoffensive), vous devrez prendre soin de dissocier une augmentation de votre rythme cardiaque due à ce trouble d'une attaque de panique reliée au TP/A. Essayez de noter certaines différences entre les sensations déclenchées par le trouble physique et les symptômes liés au TP/A. Le lieu ou le contexte dans lequel les symptômes se manifestent constituent souvent un indice intéressant. Vous pourrez vous servir de ces indices pour déterminer votre action subséquente, soit agir sur votre condition médicale soit appliquer vos stratégies de traitement du TP/A.

VOTRE PORTRAIT D'AVANT LE TP/A

Nous vous invitons également à tracer le plus honnêtement possible votre profil personnel présent avant que vous développiez le TP/A. Rappelez-vous que, dans le second chapitre nous avons indiqué qu'un peu plus de la moitié des gens qui présentent un TP/A avaient déjà d'autres difficultés psychologiques. Alors, retournez en arrière et repensez à votre état d'avant le TP/A. Étiez-vous en dépression? Évitiez-vous les rencontres sociales à cause d'une trop grande anxiété déclenchée par la crainte du jugement des autres? Abusiez-vous de l'alcool ou des drogues? Aviez-vous tendance à dépendre des autres de façon exagérée? Vous a-t-on déjà dit que vous aviez tendance à tout dramatiser? Si vous vous reconnaissez dans un de ces points, il faut que vous en teniez compte dès maintenant.

Selon le problème dont il s'agit, il faudra parfois régler ce problème avant d'essayer de traiter le TP/A: c'est le cas de la dépendance à l'alcool ou aux drogues. S'il s'agit plutôt d'un autre trouble d'anxiété, il faudra traiter le problème en même temps ou tout de suite après avoir traité le TP/A, sinon le risque de rechute du TP/A sera augmenté. La situation la plus difficile concerne les gens qui présentent de façon accentuée des traits de personnalité tels que la dépendance ou la tendance à dramatiser. Cela ne veut pas dire qu'ils ne peuvent pas s'améliorer, mais cela implique qu'ils devront entreprendre un travail beaucoup plus global sur eux-mêmes, sinon le TP/A se trouvera constamment nourri par leurs modes de fonctionnement liés à ces traits personnels.

LES FACTEURS PRÉDISPOSANTS

Examinons maintenant si les facteurs qui prédisposent au développement du TP/A étaient présents chez vous. La **vulnérabilité biologique** constitue le premier facteur prédisposant. Les recherches actuelles démontrent que cette vulnérabilité semble commune à beaucoup de gens qui présentent le TP/A. Rappelons cependant que cette caractéristique explique vos réactions physiques excessives mais n'implique absolument pas qu'il s'agit d'une cause essentielle ou suffisante pour déclencher le trouble panique. Seule l'interaction des différents facteurs en jeu peut expliquer le développement d'un tel trouble.

Nous devons également reconnaître qu'il n'existe actuellement aucun test permettant de mesurer cette vulnérabilité. Vous pouvez tout au plus en supposer la présence par des indicateurs indirects. Si vous avez l'impression d'avoir toujours réagi aux changements avec plus de réactions physiques que les autres dans des situations semblables, si vous avez d'intenses réactions physiques même en présence d'un stresseur léger, peut-être avez-vous cette prédisposition.

Pour évaluer la **vulnérabilité psychologique**, prenez le temps d'examiner l'environnement familial dans lequel vous avez grandi. Notez quelle était la réaction de vos proches aux différents symptômes physiques qui surviennent au cours de la vie, qu'il s'agisse de douleurs, de sensations physiques de la vie courante ou de sensations causées par l'anxiété. L'anxiété était-elle perçue comme nocive ou intolérable ? L'observation de vos variations de symptômes physiques vous apparaît-elle aujourd'hui comme ayant été exagérément encouragée ? Réfléchissez à savoir si vos parents vous encourageaient à faire face à vos craintes en vous centrant sur vos compétences.

Pensez à votre entrée à l'école ou à d'autres événements de l'enfance en essayant de déterminer si vous étiez encouragé à foncer et à tolérer l'anxiété ou si l'évitement était privilégié. Prenez le temps de vous questionner et de tirer les grandes lignes de votre héritage familial. Il ne s'agit pas de faire un retour détaillé sur votre enfance ni d'en faire le procès, mais plutôt d'en faire ressortir les faits marquants qui vous influencent encore aujourd'hui et qui peuvent avoir un lien avec votre phobie.

Exercice 2

Prenez le temps de bien cerner les facteurs prédisposants qui vous concernent. Vous y reviendrez au chapitre 7, après avoir terminé votre traitement du TP/A. Vous aurez alors à décider si vous en faites des objectifs de travail afin d'améliorer votre fonctionnement général et ainsi vous aider à maintenir vos acquis.

LES FACTEURS PRÉCIPITANTS

La compréhension du déclenchement de votre phobie constitue une étape très importante. En comprenant ce qui a déclenché vos premiers malaises, votre détresse sera déjà moins grande. Révisons donc les différents facteurs précipitants afin de voir lesquels ont pu déclencher vos premières attaques de panique.

Le premier type a trait aux **déclencheurs physiologiques**. La première panique s'est-elle produite après un accouchement, une crise d'hypoglycémie, un accident ou un autre événement du même type ? Peut-être la panique est-elle plutôt survenue à la suite d'un **déclencheur psychosocial** tel un divorce, un deuil ou la perte de votre emploi. Il est possible que ce soit plutôt la présence d'un **stresseur chronique** qui ait fini par épuiser votre faculté d'adaptation, qu'il s'agisse de problèmes conjugaux ou d'une maladie. Il peut s'avérer qu'une combinaison de ces trois types de déclencheurs a joué pour vous.

Exercice 3

Prenez le temps de noter, dans votre journal de bord, les éléments vous apparaissant avoir déclenché vos premières attaques de panique. Ce ne sont pas nécessairement les mêmes phénomènes qui déclenchent les premières AP et qui déclenchent les AP subséquentes. Les premiers déclencheurs peuvent s'être réglés mais après avoir vécu quelques attaques de panique, d'autres facteurs s'installent et deviennent responsables de l'entretien de votre TP/A.

LES FACTEURS D'ENTRETIEN

Nous abordons maintenant les facteurs cruciaux pour l'élaboration du traitement de votre phobie. Nous examinerons chacun d'eux attentivement. Nous vous incitons à faire chaque exercice suggéré avec précision. Vous augmenterez ainsi vos chances de succès.

Les attaques de panique et l'anxiété

La fréquence des attaques de panique se révèle très variable. Une personne peut en ressentir plusieurs fois par semaine, pendant qu'une autre peut les voir diminuer ou disparaître après en avoir vécu un très petit nombre. Il faut dire que certains agoraphobes évitent tellement toute situation phobique qu'ils ne se trouvent jamais dans les conditions susceptibles de les faire paniquer. Par ailleurs, certaines personnes ont des attaques de panique dans beaucoup de situations, alors que d'autres vivent ces réactions dans un nombre d'endroits plus restreints. Enfin, les attaques de panique peuvent survenir spontanément, par conditionnement intéroceptif (déclenchées par des sensations physiques associées aux attaques de panique), en lien avec une situation ou causées par l'anxiété d'appréhension.

Comme les attaques de panique et la crainte qu'elles suscitent constituent le problème central, leur évaluation revêt une importance majeure. Le premier point consiste à en observer leur fréquence réelle parce que la majorité des gens vivent beaucoup moins d'attaques de panique qu'ils ne le croient. Très souvent, ils confondent dans leurs souvenirs les moments où ils ont éprouvé des sensations physiques d'anxiété et les moments où ces sensations ont augmenté jusqu'à la panique. Dans notre pratique clinique, nous avons souvent observé que les gens craignent tellement leurs symptômes physiques qu'ils surestiment le nombre d'AP qu'ils vivent, confondant les symptômes d'anxiété légers et les modérés, inhérents à la vie de tout être humain, et les attaques complètes. Cette perception de vivre des AP très fréquentes les rend encore plus craintifs. Un exercice très utile consiste donc à observer le nombre réel d'attaques que vous vivez. Le fait de rendre votre perception plus objective devrait aider à diminuer votre peur, car, à la suite de cette observation, la très grande majorité des gens concluent qu'ils en vivent moins qu'ils ne le croyaient.

Comment reconnaître et quantifier vos attaques de panique? Il faut d'abord définir ce dont nous parlons. Prenons un exemple d'AP puis d'anxiété légère. Vous êtes dans un centre commercial achalandé quand, soudainement, tout devient sombre autour de vous, votre cœur bat très rapidement et vous avez très chaud. Vous éprouvez de la difficulté à respirer normalement et vous devenez étourdi. Vous pensez alors avec frayeur: «Je vais devenir fou. Je vais mourir si ça continue. Il faut absolument que je sorte d'ici au plus vite, j'ai besoin d'air.» Une fois sorti, vous ressentez un grand soulagement. En même temps, vous avez l'impression de ne plus avoir d'énergie et vos jambes semblent très molles, comme si vous aviez couru pendant des heures. Vous êtes à la fois soulagé et découragé. Vous avez eu une AP. Par contre, si vous êtes dans un centre commercial achalandé, que votre cœur bat un peu plus vite et que votre respiration est légèrement plus rapide mais qu'il n'y a pas d'autre symptôme présent, vous êtes anxieux, mais vous n'êtes pas en état de panique.

De façon plus particulière, vous pouvez réviser les critères présentés à la page 3 du premier chapitre pour vous aider à différencier l'anxiété légère et la modérée d'une attaque de panique.

Exercice 4

Décrivez en vos termes une attaque de panique typique que vous avez vécue. Portez attention à vos **sensations physiques**, à vos **pensées** et à vos **comportements**.

Exercice 5

Afin de vous aider à préciser les sensations physiques qui sont devenues pour vous source de peur, vous pouvez utiliser le questionnaire suivant :

Évaluez le degré de peur suscitée par chacune des sensations que vous avez déjà ressenties à partir de l'échelle suivante :

1. Cette sensation ne m'effraie pas du tout.
2. Cette sensation m'effraie un peu.
3. Cette sensation m'effraie moyennement.
4. Cette sensation m'effraie beaucoup.
5. Cette sensation m'effraie énormément.

_____ Palpitations cardiaques

_____ Serrement ou sensation de lourdeur dans la poitrine

_____ Engourdissement dans les bras ou les jambes

_____ Picotement au bout des doigts

_____ Engourdissement dans une autre partie du corps

_____ Souffle court

_____ Vertige, étourdissement

_____ Vision brouillée

_____ Nausée (mal de cœur)

_____	Papillons dans l'estomac ou estomac à l'envers
_____	Impression d'avoir un nœud dans l'estomac
_____	Boule dans la gorge
_____	Jambes molles
_____	Transpiration
_____	Gorge sèche
_____	Se sentir désorienté et confus
_____	Se sentir déconnecté, détaché de son corps : être « à moitié là »
_____	Autres sensations (décrivez-les et évaluez-les de 1 à 5)

Encerclez maintenant les trois sensations que vous ressentez le plus fréquemment. S'agit-il de celles qui vous font le plus peur ? Transcrivez dans votre journal de bord les trois sensations qui vous font le plus peur et les trois sensations que vous ressentez le plus fréquemment. Il est possible qu'elles soient les mêmes ou qu'elles diffèrent. Ce questionnaire peut vous aider à préciser la description d'une AP typique faite à l'exercice 4. Vous devriez maintenant pouvoir mieux différencier une montée d'anxiété légère ou modérée et une attaque de panique véritable.

Exercice 6

Nous vous proposons d'utiliser un carnet d'observations quotidiennes afin de suivre votre évolution par rapport à différents aspects en plus de la fréquence de vos AP. Vous pouvez photocopier la page suivante à cette fin. Après les deux premières semaines d'observation, portez attention à certains points :

- Prenez conscience de votre niveau de peur des sensations physiques qui sous-tend tout votre TP/A.

- Examinez l'intensité de l'anxiété d'appréhension qui garde votre tension élevée.
- Remarquez à quel point vous fuyez ou évitez des situations en soi inoffensives.
- Voyez quelle est la fréquence réelle de vos AP.
- Suivez l'évolution de votre humeur au cours de votre démarche pour vaincre le TP/A.

Les interprétations catastrophiques et l'anxiété d'appréhension

Une attaque de panique consiste en une réaction d'alarme injustifiée. Bien que hautement désagréable, elle s'avère totalement inoffensive. Les gens présentant un TP/A y associent pourtant une panoplie de significations et de conséquences désastreuses. Ils craignent la pire catastrophe : perdre le contrôle, s'évanouir, devenir fou, mourir, etc. Ces **interprétations irréalistes** dont la personne se montre fortement convaincue amplifient l'intensité de sa panique. Elles nourrissent également sa peur de paniquer.

Après avoir vécu quelques attaques de panique dans une diversité de situations, le simple souvenir de ces réactions désagréables peut générer de fortes craintes et de l'angoisse chez l'individu. Souvent, avant d'aller dans un endroit, l'agoraphobe appréhende des difficultés puisqu'il en a déjà vécu auparavant. Il minimise sa capacité à composer efficacement avec son anxiété et amplifie les conséquences et les réactions physiques susceptibles de se produire. Ses idées et ses craintes constituent de l'**anxiété d'appréhension** et amplifient son anxiété avant même qu'il affronte la situation. La personne peut également entretenir le même genre de pensées angoissantes pendant qu'elle se trouve dans la situation, ce qui contribue à accentuer encore davantage son anxiété. Elle confirme alors ses craintes initiales puisqu'elle se sent de moins en moins en contrôle de la situation.

Carnet d'observations quotidiennes

Jour: _____ Date: _____

1. Jusqu'à quel point croyez-vous à l'énoncé suivant:
   « Mes sensations corporelles me font peur. »
   0 – 1 – 2 – 3 – 4 – 5 – 6 – 7 – 8 – 9 – 10

2. Quel a été votre niveau moyen d'anxiété d'appréhension à propos d'attaques de panique aujourd'hui?
   0 – 1 – 2 – 3 – 4 – 5 – 6 – 7 – 8 – 9 – 10

3. Combien de situations avez-vous évitées ou fuies aujourd'hui?
   0   1-2   3-4   5-6   7-8   9-10

4. Nombre d'attaques de panique aujourd'hui?
   Diurnes (le jour) _____
   Nocturnes (éveil en panique la nuit) _____

5. Quelle a été votre humeur générale aujourd'hui?
   0 – 1 – 2 – 3 – 4 – 5 – 6 – 7 – 8 – 9 – 10

Jour: _____ Date: _____

1. Jusqu'à quel point croyez-vous à l'énoncé suivant:
   « Mes sensations corporelles me font peur. »
   0 – 1 – 2 – 3 – 4 – 5 – 6 – 7 – 8 – 9 – 10

2. Quel a été votre niveau moyen d'anxiété d'appréhension à propos d'attaques de panique aujourd'hui?
   0 – 1 – 2 – 3 – 4 – 5 – 6 – 7 – 8 – 9 – 10

3. Combien de situations avez-vous évitées ou fuies aujourd'hui?
   0   1-2   3-4   5-6   7-8   9-10

4. Nombre d'attaques de panique aujourd'hui?
   Diurnes (le jour) _____
   Nocturnes (éveil en panique la nuit) _____

5. Quelle a été votre humeur générale aujourd'hui?
   0 – 1 – 2 – 3 – 4 – 5 – 6 – 7 – 8 – 9 – 10

Jour: _____ Date: _____

1. Jusqu'à quel point croyez-vous à l'énoncé suivant:
   « Mes sensations corporelles me font peur. »
   0 – 1 – 2 – 3 – 4 – 5 – 6 – 7 – 8 – 9 – 10

2. Quel a été votre niveau moyen d'anxiété d'appréhension à propos d'attaques de panique aujourd'hui?
   0 – 1 – 2 – 3 – 4 – 5 – 6 – 7 – 8 – 9 – 10

3. Combien de situations avez-vous évitées ou fuies aujourd'hui?
   0   1-2   3-4   5-6   7-8   9-10

4. Nombre d'attaques de panique aujourd'hui?
   Diurnes (le jour) _____
   Nocturnes (éveil en panique la nuit) _____

5. Quelle a été votre humeur générale aujourd'hui?
   0 – 1 – 2 – 3 – 4 – 5 – 6 – 7 – 8 – 9 – 10

Exercice 7

Afin de préciser les pensées irréalistes présentes lorsque vous appréhendez et vivez une situation anxiogène, vous pouvez utiliser le questionnaire ci-dessous.

Évaluez la fréquence d'apparition de chacune de ces idées lorsque vous êtes nerveux ou effrayé en vous référant à l'échelle qui suit:

1. Cette idée n'apparaît jamais.
2. Cette idée apparaît rarement.
3. Cette idée apparaît parfois.
4. Cette idée apparaît fréquemment.
5. Cette idée apparaît toujours.

_____   Je vais vomir.
_____   Je vais mourir.
_____   Je dois avoir une tumeur cérébrale.

_____   Je vais avoir une crise cardiaque.

_____   Je vais étouffer, suffoquer, manquer d'air.

_____   Je vais avoir l'air fou.

_____   Je vais devenir aveugle.

_____   Je ne serai pas capable de me contrôler.

_____   Je vais blesser quelqu'un.

_____   Je vais m'évanouir.

_____   Je vais devenir fou.

_____   Je vais me mettre à crier.

_____   Je vais me mettre à marmonner ou à dire n'importe quoi.

_____   Je vais être paralysé par la peur.

_____   Autres idées (décrivez-les et évaluez-les de 1 à 5).

Encerclez maintenant les trois pensées qui déclenchent la plus grande peur en vous.

Utilisez vos réponses aux énoncés précédents, vos expériences passées et celles que vous vivez présentement pour répondre aux questions suivantes. Pour vous aider, vous pouvez vous installer confortablement, fermer les yeux et essayer de vous imaginer le plus clairement possible une situation où vous êtes porté à appréhender ou à avoir des pensées angoissantes.

- Quelles sont mes craintes principales avant d'affronter une situation anxiogène ? Quelles sont les sensations physiques que je redoute (voir exercice 5) ? Quelles conséquences est-ce que j'attribue à ces sensations ?

- Pendant que je suis dans la situation, à quoi suis-je porté à penser ?

- Après être sorti de la situation, qu'est-ce que je me dis ?

Reconnaître les interprétations catastrophiques que vous appréhendez le plus vous sera d'une grande utilité lorsque nous verrons comment démystifier les symptômes de la panique et modifier le discours intérieur.

L'évitement et l'échappement de lieux et de situations

La perception des caractéristiques d'une situation jugée potentiellement menaçante, de même que la perception de sa propre capacité à faire face à cette situation, constitue, selon nous, des points très importants qui sont à la source de la décision d'un agoraphobe d'affronter ou d'éviter cette situation.

Confronté aux multiples manifestations physiques désagréables qui l'envahissent et aux pensées angoissantes qui captent son attention, l'agoraphobe préfère le confort de son domicile à l'affrontement des situations génératrices de peur. L'évitement de ces situations représente l'une des clés de l'entretien du problème. L'**évitement** consiste à ne pas faire face à une situation en raison de la crainte qu'elle inspire. Dans le cas de l'**échappement**, il s'agit plutôt de quitter une situation pour fuir les malaises et l'anxiété qui surviennent.

Ces deux comportements renforcent la peur. Le recours à l'évitement évite à la personne de transiger avec l'anxiété et entretient ses peurs irréalistes qui ne sont ainsi confrontées avec la réalité. En choisissant de s'échapper d'une situation, elle perpétue la conviction qu'un malheur serait arrivé si elle y était restée. Elle se prive ainsi de constater que l'anxiété aurait baissé et qu'aucun malheur ne serait survenu si elle était restée dans la situation. Pour l'agoraphobe, l'évitement et l'échappement sont des solutions rapides pour diminuer les états de tension. Cependant, ces deux types de comportements ont pour conséquence d'entretenir et même d'aggraver le problème.

Enfin, certains agoraphobes réussissent à affronter les situations anxiogènes à condition d'avoir certaines **garanties sécurisantes** sur le plan psychologique. Il peut s'agir de l'ingestion d'un médicament avant de sortir, du transport d'une bouteille d'eau et d'un téléphone cellulaire dans le sac à main, de la planification d'un trajet en auto pour éviter la circulation dense. L'agoraphobe peut ainsi, assez subtilement, éviter ce qu'il redoute le plus : faire face à une situation seul, sans aide externe.

La plupart des agoraphobes comptent aussi sur la présence d'une ou de plusieurs personnes (le plus souvent, le conjoint, des parents ou des amis) lors des sorties à l'extérieur du domicile. La personne à qui ils font confiance leur donne l'impression que la situation représente moins de danger. Ces mêmes personnes, les **compagnons phobiques**, pensent aider l'individu agoraphobe en l'accompagnant ou en accomplissant des choses à sa place (emplettes, sorties, etc.) afin qu'il ne soit pas obligé de sortir. Cependant, cette attitude de l'entourage renforce le comportement d'évitement et par le fait même risque d'augmenter la peur. D'autres agoraphobes, moins nombreux, préfèrent sortir seuls afin de pouvoir s'échapper des situations plus rapidement sans avoir à s'occuper des autres. Pour eux, il est donc plus difficile d'être accompagné.

Il faut préciser également que les agoraphobes n'évitent pas tous les mêmes situations avec la même fréquence. Chaque personne aux prises avec cette phobie doit donc faire l'inventaire des situations évitées en considérant la constance de l'évitement.

Exercice 8

1. Décrivez en vos propres mots comment vous vous comportez lorsque vous devez affronter une situation génératrice de peur.

2. Êtes-vous porté à éviter certains lieux ou certaines situations en particulier ?

3. Quelles personnes connaissent votre problème d'agoraphobie ? Parmi ces personnes, lesquelles vous accompagnent dans vos sorties ?

4. Quels sont les trucs sécurisants qui vous servent à réduire votre peur (voir liste plus bas) ?

Pour vous aider à faire cet exercice, remplissez le questionnaire suivant: indiquez à quel point vous évitez ces situations ou ces endroits en raison de l'anxiété ou des malaises qu'ils provoquent. Évaluez votre degré d'évitement lorsque vous êtes accompagné d'une personne sécurisante et lorsque vous êtes seul. Utilisez l'échelle suivante:

1. Je n'évite jamais.
2. J'évite rarement.
3. J'évite une fois sur deux.
4. J'évite la plupart du temps.
5. J'évite toujours.

Inscrivez le chiffre approprié pour chaque endroit ou situation sous les deux contentes: accompagné et seul. Si une situation ne s'applique pas à vous, ne répondez pas.

ENDROITS/SITUATIONS	Accompagné	Seul
Cinéma	———	———
Supermarché	———	———
Salle de cours	———	———
Magasin à rayons	———	———
Restaurant	———	———
Musée	———	———
Ascenseur	———	———
Amphithéâtre ou stade	———	———
Stationnement intérieur	———	———
Endroit élevé: quelle hauteur?	———	———
Espace fermé (ex.: tunnels)	———	———
Espace vaste		
a) à l'extérieur (champ, rue large...)	———	———
b) à l'intérieur (grande pièce, salle d'attente...)	———	———
Aller en autobus	———	———
Aller en train	———	———

Aller en métro	———	———
Aller en avion	———	———
Aller en bateau	———	———
Conduire ou aller en automobile		
a) généralement	———	———
b) sur les voies rapides	———	———
Attendre en ligne	———	———
Traverser des ponts	———	———
Réceptions ou rencontres sociales	———	———
Marcher sur la rue	———	———
Rester seul à la maison	———	———
Être éloigné de la maison	———	———
Autres (spécifiez)	———	———

Voici également une liste d'exemples qui vous aidera à repérer vos comportements ou signaux sécurisants. Ils sont considérés comme une forme d'évitement, car ils sont perçus comme pouvant prévenir les conséquences que l'individu craint, telle une attaque de panique.

- Une personne, un compagnon sécurisant.
- Des médicaments ou une bouteille vide de médicaments.
- Un sac de papier brun.
- De l'eau en bouteille ou une boisson gazeuse.
- Les principaux numéros de téléphone des cliniques ou des hôpitaux près de chez vous.
- Un téléphone cellulaire pour appeler quelqu'un en cas de malaise.
- La possession d'un porte-bonheur.
- Avoir en tête des solutions ou des plans pour éviter une situation, s'en échapper, s'en éloigner rapidement.
- Conduire dans la voie la plus lente.
- Conduire avec la radio allumée.
- S'asseoir ou demeurer près des sorties d'urgence.

- Bien connaître en tout temps l'emplacement des toilettes.
- Se distraire.
- Tenir le volant tellement fermement que vos mains en deviennent blanches.
- Faire des activités durant les journées ensoleillées plutôt que lors des journées pluvieuses.
- Faire des activités les journées où vous vous sentez bien dans votre peau et ne pas les faire les journées où vous sentez moins bien (c'est votre état physique qui dicte ce que vous allez pouvoir accomplir ou non certaines journées).
- Avoir une zone de sécurité subjective dans laquelle vous sentez que rien ne peut arriver.
- Tout objet ou comportement qui peut, selon votre perception, avoir la propriété d'empêcher de ressentir des sensations désagréables ou d'avoir une attaque de panique.
- Se raidir.
- Prendre une respiration profonde.
- S'appuyer sur le panier d'épicerie ou bien à l'aide d'une canne.

Exercice 9

Dressez maintenant une liste systématique de tout ce que vous évitez ou fuyez et que vous aimeriez faire si vous n'aviez plus de problème d'agoraphobie. Inscrivez-y tout ce qui vous vient à l'esprit, tout ce que vous souhaiteriez accomplir et qui semble irréalisable présentement à cause de votre phobie. Il ne faut pas oublier d'inscrire même les situations les plus difficiles comme les voyages à l'étranger. Ensuite, placez tous les éléments de votre liste par ordre de difficulté, de sorte que l'élément le plus facile apparaisse au début et le plus difficile à la fin. Par exemple, la liste de Jade, avant le traitement, se composait des points suivants :

- Faire une promenade au parc.
- Aller au dépanneur.
- Manger dans un restaurant à service au comptoir.
- Magasiner dans les boutiques près de chez moi.
- Magasiner au centre commercial.
- Manger dans un bon restaurant.
- Aller au cinéma.
- Me promener dans le centre-ville.
- Faire un voyage en voiture.
- Aller dans des manèges.
- Prendre l'avion pour aller dans un pays chaud.

Votre liste jouera un rôle crucial dans votre traitement. Afin de la compléter et de la rendre plus fonctionnelle, précisez pour chacune des situations les facteurs qui agissent sur le degré de difficulté (le fait d'être seul ou accompagné, le moment de la journée, la distance, le nombre de personnes présentes, etc.). Recourir à vos compagnons phobiques et à vos garanties sécurisantes, selon vos réponses à l'exercice 8, vous permettra aussi de faire varier le niveau de difficulté des éléments. Les dernières étapes de votre liste devraient toujours être accomplies sans compagnon phobique ni garantie sécurisante. Cotez le degré de difficulté que vous éprouvez dans ces différentes situations. Procédez à cette évaluation pour toutes les possibilités mentionnées précédemment. Représentez votre niveau de malaise à l'aide d'un pourcentage. Dans votre échelle, 0 % signifie l'absence de difficulté, 100 % représente un niveau de malaise maximal. Si vous préférez, vous pouvez prendre une échelle de 1 à 10. Cette évaluation vous est tout à fait personnelle. L'important est d'utiliser les mêmes critères d'évaluation pour chacune des possibilités.

La liste de Jade s'est ainsi modifiée. Elle a inclus des éléments plus détaillés dans sa hiérarchie :

- Marcher au parc le jour avec ma sœur et ma bouteille d'eau.

- Marcher au parc le jour seule avec ma bouteille d'eau.
- Marcher au parc le jour avec ma sœur sans bouteille d'eau.
- Marcher au parc le jour seule sans bouteille d'eau.

Jade aurait pu faire varier le moment de la journée, la personne qui l'accompagne, la durée de sa marche, la distance qu'elle parcourt. Comme nous le disions, l'important est de personnaliser votre liste afin qu'elle corresponde de façon le plus fidèle possible à vos particularités personnelles. Jade a pris chaque point de sa liste et elle a continué de les graduer en faisant varier certaines conditions comme elle l'a fait pour la marche. Voici comment elle a gradué ses visites au centre commercial :

- Aller au centre commercial un matin de semaine avec ma sœur en restant près de la sortie.
- Aller au centre commercial un matin de semaine avec ma sœur en m'éloignant de la sortie.
- Aller au centre commercial un matin de semaine avec ma sœur en circulant partout.
- Aller au centre commercial un matin de semaine seule en restant près de la sortie.
- Aller au centre commercial un matin de semaine seule en circulant partout.
- Aller au centre commercial à un moment achalandé avec ma sœur en restant près de la sortie.
- Aller au centre commercial à un moment achalandé avec ma sœur en circulant partout.
- Aller au centre commercial à un moment achalandé seule en circulant partout.

L'évitement intéroceptif

Comme nous l'avons déjà mentionné, les gens peuvent également éviter toute activité qui par elle-même déclenche des sensations physiques, telles que boire un café ou faire du sport. Voici une liste des activités que les gens qui ont un TP/A évitent souvent.

- Boire du café ou une autre boisson contenant de la caféine[2].
- Manger du chocolat.
- Prendre un gros repas
- Prendre une boisson alcoolisée[3].
- Dormir dans une pièce où il fait chaud et humide.
- Monter et descendre des escaliers en courant.
- Danser.
- Faire du sport.
- Avoir une relation sexuelle.
- Soulever un objet lourd.
- Faire des mouvements rapides
- Marcher à l'extérieur quand il fait chaud ou quand il fait froid.
- Demeurer dans une pièce encombrée où la température est élevée.
- Prendre une douche avec porte et fenêtres fermées
- Prendre un bain sauna.
- Prendre place à l'arrière d'une voiture surchauffée.
- Regarder un film d'action ou un événement sportif.
- S'impliquer dans un débat.
- Se fâcher.
- S'impliquer dans une discussion vive.

---

2. Il ne s'agit pas de développer des habitudes de consommation régulière de café mais de défaire la peur des sensations inoffensives induites par la consommation occasionnelle de café ou de thé.

3. Comme pour le café, il s'agit de ne plus avoir peur des effets liés à la consommation raisonnable d'alcool en situation sociale. Évidemment, cet exercice est contre-indiqué si vous avez déjà présenté un problème de dépendance à l'alcool ou aux drogues.

- Se relaxer et rêvasser ou être inactif.
- Porter un chandail à col roulé ou un foulard autour du cou.
- Se placer devant un édifice en hauteur et regarder son mur extérieur vers le haut.
- Aller dans des manèges.
- Placer un oreiller sur son visage.
- S'asseoir dans une garde-robe ou un petit rangement, la lumière éteinte et la porte fermée.

Exercice 10

À partir de cette liste, déterminez les activités que vous avez pris l'habitude d'éviter parce qu'elles déclenchaient chez vous les sensations redoutées. Incluez dans votre liste les exercices qui ne sont pas forcément habituels mais qui vous seront utiles pour cesser d'avoir peur de sensations inoffensives, telles que de tolérer d'avoir un oreiller sur le visage.

Les bénéfices secondaires et le soutien social

Prenez le temps d'examiner les bénéfices qui ont pu vous paraître avantageux au départ et qui contribuent maintenant à alimenter votre problème. Observez également le type de soutien que vous avez.

Exercice 11

1. Votre conjoint, votre famille ou vos amis vous encouragent-ils à faire face aux situations qui vous font peur? Si oui, de quelle façon?

2. Si non, que font-ils et quelle est leur attitude à l'égard de votre problème?

3. Quels bénéfices secondaires pourriez-vous craindre de perdre en entreprenant une démarche de changement?

Le stresseur chronique

Dans le cas où un stresseur chronique aurait déclenché votre TP/A, il influence probablement encore votre vie. Nous avons qualifié ce stresseur de « chronique » parce qu'il s'avère présent depuis longtemps. Cependant, jusqu'à quel point est-il effectivement chronique, c'est-à-dire non modifiable ? Prenez le temps de bien examiner ce facteur, qui peut jouer un rôle majeur dans l'entretien de votre phobie en gardant votre niveau d'anxiété si élevé qu'il vous rend encore plus vulnérable à de nouvelles attaques de panique.

Exercice 12

1. Y a-t-il un stresseur chronique qui entretient votre phobie ?
2. Pouvez-vous envisager des mesures à moyen ou à long terme qui permettraient de l'éliminer ou d'en réduire l'importance ?
3. Si non, quelles avenues pouvez-vous adopter afin que ce stresseur vous affecte moins ?
4. Existe-t-il des façons de composer avec le problème qui diminueraient son impact sur vous ?

ÉVALUER VOTRE MOTIVATION À CHANGER

Si vous avez terminé chacun des exercices précédents, vous connaissez maintenant beaucoup mieux votre TP/A. Vous savez si vous devez composer avec une condition médicale spécifique, si vous aviez d'autres problèmes psychologiques avant, si vous étiez prédisposé à développer le TP/A et comment votre trouble s'est déclenché. Vous savez comment et quand se présentent vos attaques de panique et vous savez quelles interprétations irréalistes contribuent à les alimenter. Vous savez jusqu'à quel point l'évitement et l'échappement vous jouent de mauvais tours et vous connaissez les situations et les activités que vous évitez peut-être depuis des années.

Vous avez également conscience des bénéfices que vous retirez peut-être de ce problème. Le rôle joué par un stresseur chronique dans l'entretien de votre phobie vous apparaît plus clairement. Avant d'entreprendre votre propre traitement, il vous faut franchir une dernière étape si vous voulez réussir : évaluer votre motivation à changer.

Après avoir exploré les situations qui vous font peur et votre propre mode de réaction à ces situations, il peut sembler logique que vous désiriez régler votre problème. Vous pouvez alors devenir votre propre thérapeute en utilisant les différentes techniques d'intervention décrites dans les prochains chapitres. Toutefois, avant de passer à cette section, vous devez entrevoir l'impact que ce changement pourra entraîner dans votre vie et l'adaptation qu'il exigera de votre entourage. Selon notre expérience, l'impact se révèle généralement positif pour l'agoraphobe, lequel devient plus autonome et accroît graduellement son taux d'activités sociales. Le conjoint (s'il y a lieu) se sent souvent libéré d'un fardeau devenu de plus en plus lourd avec les années. Cependant, il arrive que l'impact soit partiellement négatif pour certaines personnes.

Pour un agoraphobe qui n'aime pas les activités sociales et qui présente des difficultés à communiquer avec les autres, le TP/A peut devenir une raison acceptable pour ne pas sortir à l'extérieur. Il en est de même pour la personne qui n'aime pas faire l'épicerie ou d'autres tâches reliées à la vie quotidienne. Le TP/A sert alors d'excuse pour rester au domicile et ne pas sortir par une froide journée d'hiver. Des conséquences négatives peuvent également se produire chez un conjoint qui, valorisant la dépendance de son épouse vis-à-vis de lui, se voit maintenant confronté à une partenaire plus indépendante et autonome. Il arrive parfois que des conflits conjugaux surviennent lorsque le TP/A commence à s'atténuer.

Malgré ces aléas, les avantages liés à un changement prennent nettement le dessus sur les désavantages. Ne plus avoir de problèmes de panique et d'évitement permet à la personne de s'adonner à des activités qu'elle n'osait pas entreprendre auparavant. Elle élargit son cercle social et son réseau d'amis, elle travaille, voyage, etc. À vous de soupeser le pour et le contre.

Exercice 13

1. Quels sont les avantages et les inconvénients liés à l'amélioration de votre problème de TP/A?

2. Après en avoir parlé avec votre conjoint ou avec vos proches, selon eux, quels sont les avantages et les inconvénients liés à une modification de votre situation?

3. Quelle sera l'attitude de votre conjoint dans votre démarche thérapeutique (soutien, rejet, indifférence)? Vous attendez-vous à des réactions négatives de sa part advenant une résolution de votre problème? Si oui, comment allez-vous faire face à ses réactions?

4. Quels sont vos objectifs à court, à moyen et à long terme? Ces objectifs sont-ils réalistes?

En plus de connaître votre problème précisément, vous avez maintenant fait le point sur l'effet qu'aura votre changement personnel sur vous et votre entourage. Nous espérons que votre bilan s'avère positif et que vous êtes maintenant prêt à entreprendre une démarche de traitement de votre agoraphobie. Dans les moments plus difficiles, relisez la liste d'objectifs que vous venez de vous fixer. Elle vous aidera sûrement à affronter les difficultés et les moments de découragement, petits ou grands, qui parsèment toute démarche de changement.

RÉSUMÉ

Dans ce chapitre, nous avons souligné l'importance d'autoévaluer de façon précise les facteurs qui ont aidé votre TP/A à se développer. Pour entreprendre un traitement, vous devez connaître les sensations, les pensées, les endroits et les comportements qui sont liés à votre trouble. Vous devez également vous interroger sur les bénéfices secondaires à votre problème, sur votre soutien social et votre motivation à changer. En effet, changer demande de l'effort et de la persévérance. Plus vous serez honnête avec vous-même, plus vous augmenterez votre probabilité de mener à bien votre traitement et de regagner une meilleure qualité de vie.

DEUXIÈME PARTIE

Changer

Chapitre quatre

Le traitement :
l'attaque de panique et sa gestion

UN TRAITEMENT À PLUSIEURS COMPOSANTES

La lecture des premiers chapitres vous a permis de faire le point sur votre problème et de le comprendre. Vous avez déterminé s'il s'agissait bien d'un trouble panique avec agoraphobie, comment il s'est développé, vous avez autoévalué votre problème. Dans cette deuxième partie, nous sommes prêts à parler de traitement, donc de changement.

Comme nous l'avons mentionné précédemment, certains facteurs vous ont peut-être prédisposé à ce problème tandis que d'autres facteurs l'entretiennent. La peur des symptômes de la panique qui sont faussement interprétés comme dangereux se trouve au cœur du problème. Dans ce chapitre, nous allons vous proposer des moyens pour démystifier l'attaque de panique et les réactions associées, et apprendre comment y réagir pour en diminuer l'intensité et la fréquence. Vous trouverez dans le chapitre suivant les façons de vous désensibiliser aux sensations physiques de la panique et les stratégies pour affronter graduellement les situations et les activités que vous évitez, tout en abandonnant vos garanties sécurisantes et vos compagnons phobiques. Les deux derniers chapitres présentent des stratégies complémentaires et des stratégies de maintien des acquis.

Nous vous proposons les stratégies de traitement que les recherches actuelles ainsi que notre expérience clinique indiquent comme étant les plus efficaces. Nombre de personnes ont apprivoisé leur panique et vaincu leur agora-phobie avec cette approche. Rappelez-vous cependant qu'une stratégie, la plus efficace soit-elle, demande toujours de l'effort et du courage quand vient le temps de l'appliquer. Votre persévérance constitue indéniablement une clé maîtresse pour vaincre votre phobie. Assurez-vous donc d'avoir en tête tous les bienfaits qui viendront après les premiers efforts de traitement. Ils vous serviront de point d'appui jusqu'à ce que vous commenciez à récolter les fruits de votre travail. L'effort à mettre n'aura d'égal que votre fierté d'avoir surmonté la peur ainsi que la liberté de mouvement retrouvée.

DÉMYSTIFIER LA PANIQUE ET SES CONSÉQUENCES

Comme nous l'avons mentionné précédemment, l'activa-tion de la réponse d'urgence vise à assurer notre survie. Nous verrons ici en détail de quelle façon chaque élément de cette réaction s'avère essentiel. Nous verrons aussi quelles diffé-rences existent entre la réponse d'alarme devant un danger réel et l'attaque de panique, c'est-à-dire la fausse alarme qui se déclenche dans un contexte non menaçant, qui peut devenir une alarme apprise. Mais avant, voici quelques informations simplifiées sur le système nerveux.

Le système nerveux

Les centres nerveux et les nerfs coordonnent et com-mandent les différentes parties de l'organisme et traitent les messages liés aux sensations et à la pensée. Le système nerveux, **sur le plan anatomique**, est formé du système nerveux central et du système nerveux périphérique. Le **système nerveux central** est constitué du cerveau, du cervelet et du tronc cérébral, et est prolongé par la moelle épinière (qui se trouve dans la colonne vertébrale). Le **système nerveux périphérique** est formé par l'ensemble des nerfs rattachés au système nerveux central. La figure 4 représente les deux systèmes.

FIGURE 4

Représentation du système nerveux

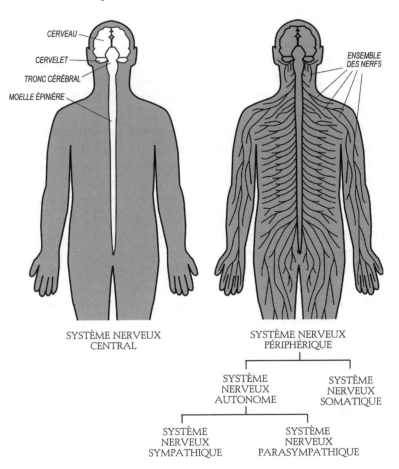

CERVEAU

CERVELET

TRONC CÉRÉBRAL

MOELLE ÉPINIÈRE

ENSEMBLE DES NERFS

SYSTÈME NERVEUX CENTRAL

SYSTÈME NERVEUX PÉRIPHÉRIQUE

SYSTÈME NERVEUX AUTONOME

SYSTÈME NERVEUX SOMATIQUE

SYSTÈME NERVEUX SYMPATHIQUE

SYSTÈME NERVEUX PARASYMPATHIQUE

Sur le plan du fonctionnement, on distingue deux systèmes nerveux : le **système nerveux somatique** correspond au système nerveux moteur et sensitif. Il est responsable de la perception sensorielle et de la production des mouvements volontaires. Le **système nerveux autonome** ou **SNA** (aussi appelé système nerveux végétatif) permet de moduler les fonctions automatiques de l'organisme (circulation sanguine, pression artérielle, respiration, digestion, température du corps, sécrétion et excrétion). Les centres qui régulent le système nerveux autonome sont situés dans la moelle épinière, le cerveau et le tronc cérébral (zone localisée entre le cerveau et la moelle épinière).

Nous allons nous attarder particulièrement au fonctionnement du système nerveux autonome, qui comprend deux composantes : le **système nerveux sympathique (SNS)** et le **système nerveux parasympathique (SNP).** Tous deux sont en constante interaction pour réguler les fonctions qui dépendent du SNA. **Le système nerveux parasympathique, associé à un ralentissement général des organes et à une stimulation du système digestif, est modulé par un neurotransmetteur, l'acétylcholine.** Un neurotransmetteur est une substance qui assure la transmission des messages par les nerfs. **Le système nerveux sympathique sert à mettre en alerte l'organisme et également à le préparer à l'activité physique et intellectuelle.** Ainsi, il n'est pas activé seulement par le danger mais aussi par une panoplie d'autres raisons qui nécessitent que l'activité de certaines fonctions physiques soit intensifiée. Il est associé en particulier à deux neurotransmetteurs, l'adrénaline et la noradrénaline, qui accélèrent l'activité cardiaque et respiratoire, dilatent les bronches et les pupilles, augmentent la tension artérielle et la sécrétion de sueur, et diminuent l'activité digestive.

Lorsque nous sommes assis à lire un livre d'une lecture agréable, c'est principalement notre système nerveux parasympathique qui est actif, gardant notre corps dans un état de repos relatif et stimulant la digestion pendant ce temps. Si l'alarme de feu se déclenche, en quelques secondes, notre système nerveux sympathique s'enclenche et peut modifier toute notre physiologie, nous mobilisant à l'action pour assurer notre survie. Si nous constatons alors que la cause de l'alarme de feu est de la fumée provenant d'une tranche de pain qui a brûlé dans le grille-pain et que le problème est réglé, notre SNP va rétablir l'équilibre antérieur dans notre organisme.

La figure 5 représente les effets opposés des deux systèmes sur les différentes fonctions de l'organisme.

FIGURE 5

Le système nerveux autonome

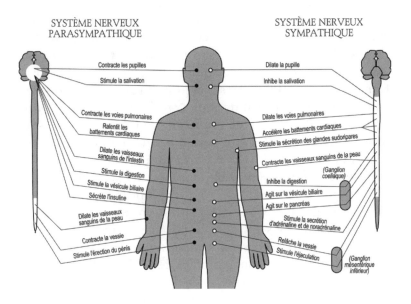

Vous n'avez certes pas à retenir toute cette information mais vous pourrez vous référer à cette figure pour comprendre les différentes sensations que vous ressentez lors d'une attaque de panique et ainsi vous rappeler que leur activation n'est pas dangereuse et que l'attaque va diminuer plus rapidement si vous ne la combattez pas. Nous reviendrons sur ce point plus loin dans le chapitre. Retenons cependant que l'activation du SNS, en plus de déclencher une série de modifications physiologiques, va entraîner une **intensification de toutes les réactions affectives**. Dans une ambiance amusante, elle favorise le rire ; dans une situation sexuelle, elle renforce les sensations érotiques ; dans une situation stressante, elle augmente l'anxiété, elle favorise la colère ou la panique. Voyons, à l'aide d'un exemple, l'utilité de chacune de ces modifications physiologiques en situation de danger réel.

La réaction d'alarme en présence d'un danger réel

Pour bien comprendre l'utilité des modifications que le SNS produit, imaginons la situation suivante : vous faites une promenade dans votre quartier en compagnie de la personne qui vous est la plus chère au monde. Vous continuez de marcher pendant que cette personne s'arrête quelques instants pour examiner un édifice en démolition. Vous avez franchi environ 100 mètres lorsqu'un bruit intense vous fait vous retourner : un pan de mur s'est écroulé et la personne que vous chérissez crie et gémit, elle se trouve coincée sous une poutre. Vous allez être envahi par des émotions douloureuses et intenses, et vous n'aurez qu'un but : parcourir les 100 mètres le plus vite possible et utiliser le maximum de votre force pour déplacer la poutre qui comprime la cage thoracique de l'être cher. Quels mécanismes votre organisme doit-il mobiliser pour vous aider à atteindre ces deux objectifs ?

Votre système nerveux sympathique va jouer un rôle capital. Pendant que vous marchiez, le SNP et le SNS faisaient équipe pour réguler votre corps de façon adéquate, ce qui vous permettait de vous adonner confortablement à une activité physique d'intensité légère. Mais lorsque vous avez vu ce qui est arrivé, votre système nerveux sympathique a pris le dessus pour vous permettre d'atteindre votre nouvel objectif : courir le plus vite possible, penser vite et utiliser toute la force dont vous êtes capable. L'adrénaline et la noradrénaline libérées ont agi à titre de messagers hormonaux pour aider votre organisme à se mobiliser pour faire face à l'urgence.

Pour vous permettre de courir vite, d'être fort et de choisir les bonnes actions à exécuter, votre système nerveux sympathique a modifié ainsi votre fonctionnement :

- La tension artérielle, le rythme et la force des battements cardiaques augmentent pour accroître l'apport d'oxygène aux endroits les plus importants.
- Les endroits les plus importants sont les gros muscles des cuisses et des bras, car ce sont eux qui vont vous permettre de courir vite et vous donner la force de soulever la poutre.
- Les vaisseaux sanguins qui irriguent ces muscles se dilatent et le sang arrive de façon massive, alors que les vaisseaux sanguins de la peau, des doigts et des orteils se contractent, ce qui provoque l'engourdissement des extrémités, la moiteur des mains. D'une part, ces régions du corps n'ont pas besoin de beaucoup d'oxygène à ce moment-là; d'autre part, si on se blesse à la surface de la peau en soulevant la poutre, on perdra moins de sang, ce qui nous protège d'une hémorragie. D'ailleurs, la coagulation sanguine augmente également dans le même but.
- L'apport sanguin diminue à l'estomac et aux intestins, la digestion ralentit : ce n'est pas le moment de digérer mais plutôt celui d'être fort. La salivation diminue, ce qui assèche la bouche, et vous éprouvez différentes sensations comme la nausée ou des gaz, de la constipation ou de la diarrhée.
- La force de contraction musculaire s'accentue, parfois au point de créer des tremblements musculaires. Les muscles respiratoires se contractent pour une plus grande expansion des poumons, ce qui peut provoquer parfois une fausse impression d'oppression respiratoire.
- Nous avons dit qu'il faut augmenter l'apport d'oxygène aux muscles puisqu'il constitue leur carburant : pour cela, la fréquence et la profondeur de la respiration s'élèvent grâce à la contraction thoracique et diaphragmatique.
- Comme l'activation intense fait grimper la température de votre corps, vous transpirez afin de refroidir le corps

et de prévenir une élévation anormale de la température.

- Vos pupilles se dilatent pour augmenter votre vision périphérique.
- Votre capacité d'attention est accrue et centrée tout entière sur la menace. L'activation mentale et la capacité de concentration ont augmenté, ce qui a un effet énergisant. Votre comportement et vos émotions sont en harmonie avec les changements physiologiques, c'est-à-dire que la colère et la peur visent à combattre le danger (elles vous mobilisent à fuir dans d'autres situations).

Grâce à cette série de modifications physiologiques, cognitives et émotionnelles, vous parcourrez les 100 mètres qui vous séparent de l'être cher à votre vitesse maximale. Et vos forces seront décuplées pour soulever la poutre et dégager la personne que vous aimez de cette situation qui menace sa vie. Vous devez votre réussite à l'activation de votre système nerveux sympathique. Vous ne douterez plus de sa nécessité.

Bien sûr, vous serez fatigué par cette dépense d'énergie rapide et intense une fois que la réponse d'urgence cessera. Une fois l'être aimé sauvé, l'adrénaline et la noradrénaline seront métabolisées, et le système nerveux parasympathique, grâce à l'acétylcholine, reprendra le contrôle et contribuera à ramener au repos les fonctions autonomes et à réactiver la digestion. Malgré tous ces changements physiologiques intenses, vous n'aurez pas eu peur de votre réaction et de toutes ces sensations, car vous leur donnez un sens; voilà toute la différence.

Lorsque cette réaction d'alarme s'active dans un contexte où il n'y a aucun danger réel, bien qu'elle soit inutile, elle n'est pas plus dangereuse pour autant. Elle est inoffensive pour vous: elle vise à mobiliser votre organisme pour vous protéger comme vous venez de le voir dans l'exemple précédent.

Comme vous pouvez le constater, notre système nerveux est extraordinairement bien conçu pour faire face au danger, et nous lui devons notre survie dans bien des cas. Cependant, lorsqu'il s'active inutilement dans un contexte relativement sécuritaire, il occasionne les mêmes sensations que celles éprouvées dans une situation de danger. Toutefois, à cause de l'hyperventilation, d'autres changements peuvent survenir.

La fausse alarme et l'hyperventilation

Parlons d'abord de la respiration. Lors de **l'inspiration**, nos poumons s'emplissent d'oxygène ou O_2. Le sang, en passant par les poumons, capte l'O_2 puis le distribue aux cellules de l'organisme. L'oxygène est alors utilisé comme carburant. Le produit de cette combustion est le gaz carbonique ou CO_2. Le CO_2 est relâché dans le sang, qui le transporte jusqu'aux poumons. Les poumons rejettent le CO_2 lors de l'**expiration**.

Lorsque nous augmentons notre effort physique, lors de l'exercice, l'entraînement ou en réponse à une alerte, le SNS intervient pour faire augmenter l'apport en oxygène. L'oxygène est utilisé par les muscles, qui libèrent davantage de CO_2. L'équilibre O_2/CO_2 est ainsi généralement maintenu puisque l'augmentation de l'oxygène s'accompagne d'une augmentation de gaz carbonique.

Cependant, si au repos nous augmentons l'apport en O_2, celui-ci s'accumule sans production de CO_2. L'équilibre O_2/CO_2 est alors perturbé. C'est ce qu'on appelle l'**hyperventilation**. Ce déséquilibre, inoffensif en soi, peut être à l'origine de sensations physiques désagréables : sensation de tête vide, d'étourdissement, d'irréalité et de dépersonnalisation. C'est ce qui se passe lors d'une fausse alerte. Le corps se prépare à la fuite, augmente sa provision de carburant, l'O_2, mais demeure immobile. Il s'ensuit une augmentation relative d'O_2 par rapport à la production de CO_2. **Le simple fait de ralentir et de diminuer l'intensité de la respiration va faire disparaître cette catégorie de symptômes désagréables**.

Les capacités de l'organisme

Vous pouvez maintenant comprendre qu'une attaque de panique, aussi désagréable soit-elle, s'avère totalement inoffensive pour l'organisme. Votre corps est conçu pour être actif, pour être sollicité, pas pour être constamment au repos. On ne cesse de vanter, avec raison, les bienfaits de l'exercice physique : l'exercice physique est bénéfique pour votre corps. L'exercice physique va d'ailleurs souvent exiger plus de votre corps que le fait une réaction d'alarme. En outre, votre corps a souvent plus de capacités que ce que vous exigez de lui lors de votre entraînement physique. Le tableau suivant résume la physiologie de certaines parties ou fonctions du corps au repos, puis lors de différents degrés d'activité, soit lors de l'activation de la réaction de fuite, lors d'une fausse alarme et lorsque vous faites un effort physique. Vous verrez que la seule différence notable dans les trois états actifs réside dans le déséquilibre O_2/CO_{2+} dans la situation de fausse alarme. Ce débalancement est inoffensif mais donne certaines sensations désagréables qui disparaissent quand on diminue l'intensité de la respiration.

Tableau 1 : Réactions de l'organisme
dans certaines conditions.

	Au repos	Réaction d'alarme véritable	Fausse alarme	Effort intense
Cœur	Éjecte 4 à 5 litres de sang par minute	Multiplie le débit cardiaque par 2 ou 3	Multiplie le débit cardiaque par 2 ou 3	Multiplie le débit cardiaque de 4 à 7 fois
	Fréquence moyenne de 72 par minute	Augmente	Augmente	Fréquence de 240 moins l'âge par minute
Tension artérielle	Normale	Augmentée	Augmentée	Augmentée

Respiration	10 à 14 respirations par minute au repos ; 5 à 7 respirations pendant le sommeil	Accélérée et plus intense	Accélérée et plus intense	Accélérée et plus intense
	Confort respiratoire	Impression d'oppression respiratoire causée par la contraction musculaire et la sécheresse des voies respiratoires	Impression d'oppression respiratoire causée par la contraction musculaire et la sécheresse des voies respiratoires	Impression d'oppression respiratoire causée par la contraction musculaire et la sécheresse des voies respiratoires
Oxygénation du sang	Équilibre	Équilibre	Rapport O_2/ CO_2 perturbé : étourdissement, sentiment d'irréalité	Équilibre
Vaisseaux sanguins	État normal	Dilatés dans les gros muscles et contractés ailleurs	Dilatés dans les gros muscles et contractés ailleurs	Dilatés dans les gros muscles et contractés ailleurs
Muscles		Augmentation de la force de contraction	Augmentation de la force de contraction	Augmentation de la force de contraction
Système digestif	Irrigué normalement	Inhibe la digestion	Inhibe la digestion	Inhibe la digestion
Température corporelle	37,5 °C	Transpiration pour maintenir la température à 37,5 °C	Transpiration pour maintenir la température à 37,5 °C	Transpiration pour maintenir la température à 37,5 °C

L'alarme apprise

Nous venons de parler de la réaction d'alarme et la fausse alarme. Reparlons de l'alarme apprise en lien avec le système nerveux. Nous avons expliqué au chapitre 2 que les premières attaques de paniques sont spontanées mais que, par la suite, elles sont majoritairement déclenchées par plusieurs mécanismes à cause des perceptions et à cause des associations ou conditionnements entre des sensations, des situations et la réaction d'alarme (se référer à la figure 1, page 30). Nous allons aborder dans le prochain chapitre les stratégies à adopter pour briser les associations qui se sont produites entre des sensations, des situations, des activités non dangereuses et la réaction d'alarme. Mais examinons ici, comment le fait de penser, d'appréhender une AP, ce qui correspond à une activité cérébrale du système nerveux central, peut déclencher une attaque de panique et, surtout, comment modifier ce cercle vicieux.

Toutes les composantes du système nerveux sont en constante interaction. Dans le cas des mécanismes qui sous-tendent les attaques de panique, ce que nous pensons aura une grande influence sur ce que nous sentons. En effet, la personne qui interprète les sensations physiques de la panique ou les sensations physiques qui lui rappellent l'AP comme des signes d'un trouble grave ou d'un danger immédiat va augmenter les sensations physiques qu'elle redoute en stimulant à nouveau le SNS, qui vise à la protéger en cas de danger. Ainsi, sa réaction cognitive, c'est-à-dire ses pensées, va amplifier la réaction physiologique et affective qu'elle redoute. Nous voyons donc à quel point il est essentiel que la personne modifie son discours intérieur pour cesser de déclencher et d'accentuer par elle-même les réactions qu'elle craint tant.

Nous allons examiner les interprétations irréalistes les plus fréquentes chez les gens souffrant de TP/A et vous donner d'autres informations visant à démystifier vos symptômes.

La peur d'un infarctus

Les gens associent souvent le rythme cardiaque élevé et la force des battements à un infarctus. Pourtant, l'augmentation du rythme cardiaque et du débit sanguin s'avère totalement inoffensive pour le cœur. Le cœur est un muscle constitué de fibres très denses et très fortes. Bien plus fortes que vous ne le croyez. Le tableau précédent vous a permis de voir que ses capacités sont beaucoup plus grandes que ce qu'on en exige.

De plus, l'attaque de panique diffère totalement d'une crise cardiaque. Pendant une attaque de panique, le cœur bat rapidement et est très oxygéné. Les gens qui paniquent ne voient pas leur douleur augmenter s'ils bougent et ils se sentent soulagés de s'activer pour se diriger vers une sortie ou un lieu associé à un sentiment de sécurité. Lors d'un infarctus, le cœur manque d'oxygène, le principal symptôme consiste en une douleur intense et continue au centre de la poitrine. Les gens ont l'impression qu'un camion comprime leur poitrine. Le changement de rythme cardiaque apparaît très secondaire par rapport à la douleur. De plus, la douleur et la pression augmentent avec le fait de bouger. C'est très différent d'une attaque de panique, où les symptômes diminuent si vous vous déplacez pour sortir de la situation.

La peur d'étouffer

Les gens ont souvent peur d'étouffer pendant une crise de panique. En fait, le phénomène inverse se produit. En réponse à l'alarme, les muscles thoracique, diaphragmatique et du cou se contractent pour permettre une plus grande expansion des poumons et ainsi une meilleure oxygénation. Cependant, cette contraction massive peut être douloureuse et donner une fausse impression de gêne respiratoire. En fait, vous ne manquez pas d'air, vous en avez trop ! De plus, la respiration est une fonction réflexe qui se produit malgré vous. Elle vous force à respirer si vous ne prenez pas assez d'O_2. Si vous n'êtes pas convaincu, essayez de retenir votre respiration pendant plus d'une minute et observez ce qui va se passer. À un certain moment, vous allez automatiquement recommencer à respirer, que vous le vouliez ou non.

Ainsi, les gens prennent souvent trop d'oxygène mais n'en manquent jamais à cause de l'anxiété. Ralentir le rythme et l'intensité de la respiration rétablira l'équilibre entre l'oxygène et le gaz carbonique et fera disparaître la sensation de manquer d'air.

La peur de s'évanouir

Les étourdissements se présentent très fréquemment au cours d'une panique. Certaines personnes les associent à l'évanouissement. Pourtant, ces sensations sont liées à l'hyperventilation. Les étourdissements ne posent pas le moindre danger et disparaissent d'ailleurs avec le retour à une respiration normale. Le fait de marcher un peu aide à rétablir la situation, mais la meilleure attitude est d'accepter les sensations plutôt que de les combattre. Justement parce que votre cœur pompe plus fort et augmente votre circulation sanguine, la probabilité que vous perdiez conscience se trouve diminuée. En effet, votre tension artérielle est légèrement plus élevée, alors que la perte de conscience est associée à une baisse de tension artérielle.

Les jambes molles

Pendant une attaque de panique, l'adrénaline sécrétée dilate les vaisseaux sanguins des jambes. Le sang s'accumule dans les muscles pour vous rendre performant. Ce phénomène donne l'impression d'avoir les jambes molles ou lourdes et laisse penser qu'il est impossible de marcher. Rassurez-vous, rien n'est plus faux. Cette sensation de mollesse ne constitue justement qu'une impression. Vos jambes peuvent vous emmener où vous voulez et vous soutenir aussi longtemps que vous le désirez. Acceptez les sensations et faites confiance à vos jambes, elles ne vous laisseront pas tomber.

La peur de devenir fou

L'hyperventilation pendant une attaque de panique cause chez certaines personnes des sensations de désorientation et d'irréalité auxquelles elles sont plus sensibles. Vous avez peur de devenir fou parce que vous vous sentez étrange, bizarre. Vous devez pourtant vous rassurer, ces sensations sont dues à un changement temporaire de l'équilibre O_2/CO_2 et n'ont strictement aucun lien avec la folie. Bien que la peur de devenir fou soit fréquente lors des attaques de panique, personne ne l'est jamais devenu à cause de cela. Ces sensations désagréables vont disparaître dès que votre équilibre gazeux sera rétabli.

La schizophrénie, maladie mentale que l'on associe souvent à la folie, n'apparaît jamais de façon soudaine et spontanée. Elle se développe lentement, au fil des ans, et ne résulte pas d'une attaque de panique. Personne n'a jamais commencé à halluciner ou à entendre des voix pendant une simple attaque de panique. Ainsi, vos paniques ne vous rendront jamais fou, peu importe vos symptômes d'irréalité et de bizarrerie.

La peur de perdre le contrôle

Les gens ont souvent peur de perdre le contrôle à cause des sensations intenses ressenties pendant une attaque de panique. Ils croient qu'ils pourraient se mettre à hurler ou à courir dans tous les sens. Bien que cette peur soit plus que fréquente, rien de tel ne se produit. Toute votre attention se trouve tellement centrée sur la volonté de fuir la situation que votre seule perte de contrôle consistera à partir plutôt qu'à rester sur place. Vous maîtrisez votre environnement pour atteindre votre but. La perte de contrôle redoutée pendant une attaque de panique constitue simplement un mythe.

Nous venons de discuter des sensations de peur, physiques et émotionnelles, associées à la panique. Vous savez maintenant que ces sensations, si déplaisantes soient-elles, sont inoffensives. Vous devez arrêter d'exagérer vos réactions de peur, car il n'y a pas de danger réel. On parle de trouble panique parce que vous avez, dans des contextes inappropriés, des réactions de survie comme si vous faisiez face à un véritable danger. Comme vous n'en courez aucun, il faut que vous appreniez à ne plus cultiver la croyance que vous accordez aux conséquences fictives discutées plus haut. La véritable conséquence de la panique est le désagrément, la souffrance émotionnelle. Il faut donc cesser de redouter des dangers totalement inexistants pour apprendre à désamorcer cette alarme apprise que constitue l'attaque de panique. N'oubliez pas, **moins vous aurez peur de la panique, moins vous aurez d'attaques de panique**. Si vous doutez des explications que nous vous donnons ici, vérifiez-les auprès de votre médecin. Cela finira de dissiper vos doutes.

MODIFIER VOTRE DISCOURS INTÉRIEUR

À partir des connaissances que vous avez acquises, vous allez pouvoir changer votre réaction aux attaques de panique. Nous avons montré comment les interprétations irréalistes de vos sensations entretiennent votre peur et contribuent à alimenter les réactions de panique. Vous avez la responsabilité de modifier votre discours intérieur à partir de ce que vous avez appris. Établissons un parallèle un peu farfelu.

Supposons que vous observez dans votre quotidien un homme grand et costaud, en veston et cravate, portant une arme à feu, qui vous suit parfois. Chaque fois que vous le voyez, vous avez peur qu'il s'agisse d'un tueur à gages chargé de vous assassiner. Vous êtes terrifié. Vous décidez d'en parler à vos proches. Vous apprenez alors que ce sont eux qui ont engagé un garde du corps pour assurer à votre protection bien que vous ne courriez aucun danger particulier. Il est probable que vous leur direz que cette mesure de protection est exagérée et inutile, et vous leur demanderez de résilier le contrat. Ils avisent donc le garde du corps de cesser son travail mais ce dernier, ayant été payé d'avance, insiste pour continuer de vous « protéger » pendant un mois. Quand vous le reverrez par la suite, peut-être serez-vous agacé par sa présence, mais en aurez-vous encore peur ? Non, car vous saurez qu'il ne vous menace d'aucune façon.

Il doit en être de même pour l'AP. Votre cerveau doit modifier le message qu'il envoie au système nerveux autonome pour que le système nerveux parasympathique diminue les réactions de l'organisme en prenant le relais du système nerveux sympathique.

Exercice 14

Nous vous proposons donc de modifier votre discours interne à partir de ce que vous venez d'apprendre et de vos observations faites aux exercices 5 et 7 du chapitre 3. Vous aviez alors déterminé quelles sensations vous redoutiez le plus et quelles pensées terrifiantes y étaient associées. Vous savez à présent que chaque sensation qui vous fait peur peut s'expliquer et que, bien que vous la trouviez désagréable, elle est inoffensive.

Comparez donc ces observations aux explications que nous venons de vous donner sur la panique. Les interprétations fausses que vous donnez à vos sensations constituent un des principaux facteurs d'entretien de votre problème. Vous pouvez utiliser le tableau 2 pour modifier l'interprétation irréaliste qui alimente votre peur et la remplacer par des pensées plus réalistes et constructives. Une fois cette étape faite, chaque fois que les sensations redoutées ou les anciennes conclusions se présenteront, il vous faudra réagir en adoptant ce discours intérieur qui correspond à la réalité et qui vous aidera à cesser d'avoir peur de ces sensations inoffensives. Nous vous proposons des exemples au tableau 3 en guise de modèle de travail. Toutefois, il est très important que vous remplissiez votre propre tableau avec les pensées réalistes les plus significatives pour vous. Si vous avez une condition médicale particulière, intégrez les informations pertinentes dans vos pensées réalistes.

Tableau 2: Modification du discours intérieur.

Sensations et interprétations irréalistes	Pensées réalistes et constructives

Tableau 3 : Exemple de modification du discours intérieur.

Sensations et interprétations irréalistes	Pensées réalistes et constructives
Battements cardiaques accélérés + pensée « mon cœur va lâcher, je vais mourir d'un infarctus »	Mon cœur est un muscle puissant qui est fait pour travailler. Il ne s'arrêtera pas ; il bat vite parce que je vis de l'anxiété. De toute façon, j'ai déjà fait beaucoup d'AP, je n'ai fait aucun infarctus et je n'en suis jamais mort ! Je vais le laisser battre et il va revenir à la normale tranquillement, comme il l'a toujours fait dans le passé.
Étourdissements + pensée « je vais perdre connaissance »	Je suis étourdi parce que je suis anxieux et que je respire trop vite. J'hyperventile. C'est désagréable mais ce n'est pas dangereux. Je vais respirer moins vite et moins fort et ça va passer. D'ailleurs, je n'ai jamais perdu connaissance à cause de ça avant et en plus, comme je suis anxieux, ma tension artérielle est plus élevée, ce qui est le contraire de la baisse de tension qui fait perdre conscience.
Sensations d'oppression respiratoire + pensée « je vais étouffer »	Je me sens oppressé parce que je suis très tendu et que mes muscles sont contractés. Je n'étouffe pas pour autant, au contraire, je respire même plus vite et plus fort que d'habitude. Il est impossible d'étouffer à cause de l'anxiété.
Sensations d'oppression respiratoire + pensée « c'est un endroit où on manque d'air, je veux sortir »	Bien que la chaleur et les odeurs varient selon l'endroit où je me trouve, compte tenu de la pression atmosphérique, il y a autant d'air dans le métro que dans la rue, autant d'air dans ma chambre que sur mon balcon. Il ne rime à rien de sortir pour respirer. J'ai tout l'air qu'il me faut ici, d'ailleurs tous ceux qui m'entourent se portent bien.
Sensations de dépersonnalisation et de confusion + pensée « je vais devenir fou et on va m'enfermer dans une institution »	Je n'aime pas ces sensations mais je sais maintenant que ce sont des symptômes typiques de l'hyperventilation. Il n'y a aucun lien entre le fait de respirer trop vite et le fait de devenir fou. Jamais personne n'est devenu fou à cause d'une AP, moi non plus, malgré toutes les AP que j'ai déjà eues. Je vais essayer de ralentir ma respiration ; si je n'y arrive pas, ce n'est pas grave, je vais attendre que ça passe tout seul.
Sensations d'irréalité, d'engourdissement, de vertiges, vision brouillée, souffle court + pensée « je vais perdre le contrôle et me mettre à hurler et à courir dans tous les sens »	Je sais que ces sensations sont causées par ma respiration trop rapide. Je ne perdrai pas le contrôle pour autant en hurlant, je n'ai jamais fait cela. En fait, quand je décide que j'ai trop peur et que je veux sortir d'une situation, non seulement je ne perds pas le contrôle mais je prends le contrôle de tout le monde pour arriver à mes fins. Mon système nerveux est au maximum de ses capacités pour penser vite, je ne dois pas l'oublier !

Sensations de chaleur dans la colonne vertébrale et la tête + pensée «je vais faire un accident vasculaire cérébral (AVC)»	Ma tension artérielle est augmentée afin de mobiliser mon corps pour faire face au danger. C'est très déplaisant qu'il se mobilise ainsi pour rien mais ce n'est pas dangereux pour autant. Le système activé sert à me protéger, il ne peut pas être dangereux pour moi. D'ailleurs, au nombre d'AP que j'ai déjà eues, si c'était dangereux, je ne serais plus là pour m'inquiéter!
Sensations de jambes molles + pensée «je ne peux plus bouger, je vais tomber»	Les muscles de mes jambes sont oxygénés plus que jamais. Non seulement mes jambes peuvent me porter mais elles sont au maximum de leurs capacités, je peux leur faire confiance, elles vont me soutenir et elles peuvent me mener où je le désire.

FAIRE FACE À LA PANIQUE

À la suite de l'observation de vos attaques de panique, à l'exercice 6, vous avez probablement constaté en avoir moins souvent que vous ne le pensiez. Le travail que vous ferez sur vos pensées et vos comportements aidera encore à en réduire la fréquence. Il n'est pas dit cependant que vous n'en aurez plus jamais. Il s'avère donc très important que vous sachiez comment réagir pour ne pas amplifier la panique lorsqu'elle survient. Il y a trois règles à suivre que vous devriez apprendre par cœur et noter sur une carte aide-mémoire que vous pouvez garder sur vous.

1. Accepter les sensations

Le fait de lutter contre les sensations de panique a automatiquement pour effet soit de les entretenir soit de les amplifier. En effet, en vous contractant, vous devenez plus tendu, anxieux, et vous augmentez les sensations que vous redoutez tant. De plus, en cherchant à les contrôler à tout prix, vous entretenez votre conviction qu'elles sont dangereuses. Puisqu'elles ne représentent aucun danger, **acceptez-les**. Laissez passer la réaction d'alarme dans votre corps en observant vos sensations, sans les refuser. Plus vous vous laisserez aller, moins la panique sera forte et plus elle passera vite. Vous mettrez graduellement fin au déclenchement de l'alarme apprise.

2. Se parler de façon réaliste

Nous avons discuté précédemment des sensations auxquelles nous attribuons des conséquences irréalistes. Vous savez maintenant que ces sensations sont totalement inoffensives. Alors, ne vous permettez plus de vous faire peur en pensant à des catastrophes qui n'arriveront jamais. Rappelez-vous, vous ne courez aucun danger, alors n'entretenez pas de pensées effrayantes inutilement. **Adoptez les pensées réalistes et constructives** que vous avez préparées à l'exercice 13.

3. Rester sur place

La panique résulte de l'activation du SNS. Si vous n'aggravez pas la peur en tentant de contrôler les sensations physiques ou en entretenant des pensées catastrophiques, l'adrénaline sera métabolisée, réabsorbée par votre organisme en l'espace de trois à cinq minutes, puis le SNP prendra le relais pour diminuer l'activation physiologique. Rappelez-vous, les attaques de panique ont une durée limitée. **Restez donc sur place jusqu'à ce que votre anxiété redescende.** Plus vous affronterez vos peurs, plus vous constaterez qu'elles n'étaient pas justifiées et qu'aucun des malheurs prévus ne surviendra. À force de constater que la réalité offre des scénarios beaucoup moins terribles que ceux provenant de votre imagination, vous retrouverez votre confiance en vous et votre sentiment de sécurité personnelle.

Si vous mettez en application ces trois règles pendant une attaque de panique, vous verrez qu'elle sera de moindre intensité et que vous la trouverez beaucoup moins pénible à supporter. Plus vous les appliquerez, plus la fréquence et l'intensité des AP diminueront rapidement.

Et la pensée positive ?

Une mise en garde s'impose ici. Le fait de remplacer les pensées irréalistes par des pensées plus réalistes et constructives diffère totalement de la pensée positive telle que la présentent certains ouvrages. La pensée positive comporte souvent une certaine négation de la réalité, alors que notre but consiste plutôt à devenir de plus en plus réaliste. Nous prendrons un exemple pour illustrer notre point de vue. Nous le choisissons volontairement un peu caricatural pour bien représenter la différence que nous faisons entre la modification des pensées irréalistes et la pensée positive.

Imaginons qu'une femme vient de perdre son conjoint, décédé dans un accident. Un mois après son décès, elle se sent toujours désespérée et se dit que sa vie est finie. Elle se trouve ainsi très déprimée. Faire de la pensée positive consisterait à se convaincre qu'il ne faut pas avoir de peine parce que son mari est maintenant bien là où il est, qu'elle doit donc se dire que la vie est belle et ne pas être triste. Nous croyons que cette façon de se parler est tout aussi irréaliste que de croire que sa vie est finie. La perte d'un être cher constitue un événement triste et il est normal d'en être affecté pendant un certain temps, de pleurer et d'avoir de la peine. Le fait de nier ces émotions ne peut que mener à l'apparition d'autres problèmes émotionnels. Toutefois, tout en reconnaissant cette tristesse, il demeure essentiel de ne pas dramatiser la situation de façon irréaliste. Oui, cette épreuve est difficile, mais la vie ne finit pas là pour autant. Une façon réaliste de se parler consisterait donc à se dire que le deuil constitue une étape normale et éprouvante mais que ce n'est qu'une étape et qu'avec le temps la peine s'atténuera et la vie reprendra son cours.

Ainsi, nous vous proposons de vivre une vie émotionnelle réaliste. Le sentiment de peur devant une menace nous aide à sortir de la situation de danger. Le sentiment de peur devant une situation non dangereuse nous prive de trop de plaisirs.

RÉSUMÉ

Dans ce chapitre, nous avons démystifié les conséquences irréalistes attribuées généralement aux sensations de panique en vous expliquant précisément ce qui se passait dans votre corps afin que vous compreniez pourquoi ce que vous ressentez n'est pas dangereux. Rappelez-vous, la panique constitue un événement très désagréable, mais rien de plus que cette réaction de panique ne se produira. Vous avez adopté un discours interne plus réaliste et plus constructif pour vous permettre de composer différemment avec les AP. Nous avons également présenté les trois règles à suivre en cas d'attaque de panique pour que les AP soient les moins intenses possible et qu'elles surviennent de moins en moins souvent.

Chapitre cinq

Le traitement : appriovoiser les sensations et les situations redoutées

Vous savez maintenant que l'attaque de panique ne comporte aucun danger bien qu'elle constitue un événement hautement désagréable. Vous comprenez ce qui se passe dans votre corps lorsque l'alarme apprise se déclenche et vous connaissez l'importance de changer votre dialogue intérieur afin de ne plus entretenir la peur des attaques de panique. Vous avez déjà franchi une étape fondamentale pour traiter votre TP/A, mais cela demeure insuffisant. N'oubliez pas qu'il y a eu un conditionnement intéroceptif, c'est-à-dire un pairage entre vos sensations physiques et la réponse d'alarme. Nous vous présentons ici des stratégies visant à défaire ce pairage ou cet apprentissage, et ainsi diminuer la sensibilité aux déclencheurs de la panique. Vous verrez comment devenir moins vulnérable aux attaques de panique. Par la suite, nous vous expliquerons quelles règles suivre pour recommencer à vous exposer aux situations que vous évitez par crainte d'y vivre des AP. Vous aurez alors retrouvé votre liberté.

L'EXPOSITION AUX STIMULI INTÉROCEPTIFS

L'agoraphobie comporte une peur de certaines situations, le trouble panique implique une crainte irraisonnée des stimuli intéroceptifs (sensations provenant de l'organisme même) en lien avec les conséquences qu'on leur attribue. Cette crainte entretient la réponse d'alarme apprise et contribue à perpétuer le cycle de la peur et des attaques de panique. L'intervention qui suit consiste à provoquer volontairement les sensations physiques semblables à celles de l'anxiété et de la panique afin de créer une habituation et ainsi faire cesser la réponse de peur associée à ces malaises. En constatant que chaque fois que vous les déclenchez, aucune des conséquences redoutées ne se produit, que les malaises ne provoquent pas de catastrophe, vous cesserez d'en avoir peur. Vous désapprendrez la peur et deviendrez moins sensible aux déclencheurs de la panique.

Les sensations générant le plus de peur varient en fonction de chaque individu. La première étape consiste donc à expérimenter différents exercices afin de sélectionner ceux qui sont pertinents pour vous. Pour ce faire, nous allons présenter des exercices permettant d'éprouver des réactions physiques similaires à celles ressenties durant les moments d'anxiété ou de panique. Il s'agira de déterminer quels sont les exercices appropriés pour vous et lesquels devraient faire partie de vos pratiques quotidiennes afin de vous permettre de vous désensibiliser aux stimuli intéroceptifs normaux que vous avez appris à craindre.

Il y a deux types d'exercices à retenir. Les premiers sont ceux qui ressemblent de façon significative à ce que vous ressentez lors des AP. Cela vous désensibilisera aux sensations internes que vous craignez et ressentez le plus souvent. Les seconds sont les exercices qui déclenchent des sensations qui vous font peur même si vous ne les ressentez pas habituellement. Pourquoi se désensibiliser à des sensations inhabituelles ? Parce qu'elles vous font peur alors qu'elles sont inoffensives et que les sensations pouvant être déclenchées par l'anxiété varient de façon importante. Ne vous est-il pas arrivé d'avoir une peur plus intense que d'habitude parce que vous veniez de percevoir une nouvelle sensation intéroceptive que vous n'aviez jamais remarquée auparavant ? Alors si une sensation vous fait peur, en vous y exposant graduellement, de façon répétée, vous deviendrez plus tolérant à des sensations physiques variées et vous diminuerez d'autant plus votre sensibilité aux déclencheurs de la panique.

L'EXCLUSION POUR RAISON MÉDICALE

Les exercices proposés sont inoffensifs pour la majorité d'entre nous. Toutefois, pour certains problèmes médicaux, nous croyons préférable que vous discutiez au préalable avec votre médecin pour voir si certains exercices ne sont pas contre-indiqués pour vous. Les principaux problèmes de santé qui nécessitent une discussion avec votre médecin avant de faire les exercices sont les suivants:

- Épilepsie;
- Asthme modéré à sévère;
- Arythmie chronique ou fibrillation cardiaque;
- Problèmes pulmonaires ou cardiaques modérés à sévères;
- Histoire de perte de conscience ou de tension artérielle très basse;
- Grossesse.

Il est possible que, malgré l'un de ces problèmes, vous puissiez tout de même faire tous les exercices, votre médecin en jugera. Pour les gens ayant des restrictions, heureusement, certains exercices sont inoffensifs, peu importe la condition médicale. Ce sont les suivants:

- Retenir sa respiration.
- Fixer un point au mur.
- Avaler rapidement.
- S'imaginer la pire sensation liée à la panique.
- Faire une pression sur le bras.

Si votre médecin vous déconseille les exercices suggérés plus loin en tout ou en partie, vous pourrez tout de même travailler à diminuer votre réponse de peur à vos sensations internes. Vous n'aurez qu'à appliquer la procédure suivante à partir des exercices que nous venons de nommer. Rappelons toutefois qu'au cours de notre pratique clinique **il est rarement arrivé qu'une personne présente un problème médical exigeant le retrait de certains exercices.** L'immense majorité de nos clients ont fait tous les exercices sans aucun risque pour leur santé.

LA PROCÉDURE D'EXPOSITION
AUX STIMULI INTÉROCEPTIFS

Voici les étapes à suivre pour vous permettre de vous exposer graduellement aux stimuli intéroceptifs et de ne plus en avoir peur:

1. **Sélection des exercices pertinents:** Vous allez essayer tous les exercices proposés pour déterminer lesquels déclenchent des sensations semblables à l'anxiété et à la panique, et lesquels vous font peur même si vous ne les ressentez pas nécessairement en situation d'anxiété ou de panique.

2. **Exercices d'exposition aux sensations:** Vous allez vous exposer à ces sensations en faisant quotidiennement ces exercices.

3. **Exposition dans le milieu naturel:** Vous allez poursuivre l'exposition dans certaines de vos activités quotidiennes.

4. **Exposition aux activités naturelles:** À partir de la liste que vous avez préparée à l'exercice 10 du chapitre 3, vous allez vous exposer aux activités naturelles qui déclenchent les sensations redoutées.

La première étape consistera à essayer chacun des exercices que nous vous proposons puis, après chaque exercice, à prendre le temps de répondre aux questions ci-dessous:

1. Quelles sensations vous avez ressenties en faisant l'exercice?

2. Quelle est l'intensité des sensations ressenties sur une échelle de 1 à 8, 1 étant très faible, 8 étant le maximum d'intensité perçu ?

3. Quelle est l'intensité de la peur que vous avez vécue face à ces sensations, de 1 à 8, 1 étant une crainte très faible, 8 étant la peur maximale ?

4. Quel est le degré de similitude ou de ressemblance entre les sensations déclenchées par chaque exercice et celles ressenties lors d'un épisode d'anxiété ou de panique, de 1 à 8, 1 étant un degré de ressemblance très faible et 8 référant à une ressemblance parfaite ?

Après des années d'application de ces exercices avec les gens, nous savons bien qu'ils constituent une étape redoutée et appréhendée. Nous savons aussi que les gens nous rapportent presque toujours qu'ils ont trouvé cela moins difficile qu'ils ne le croyaient. Pour mieux gérer votre peur, nous vous suggérons **d'être accompagné de quelqu'un lorsque vous ferez ces exercices pour la première fois**. Ce sera de préférence votre psychologue, si vous consultez, ou une personne de confiance qui peut vous rassurer, si vous faites votre démarche seul. Vous pouvez même demander à la personne qui vous accompagne de faire les exercices avant vous, cela vous aidera à apprivoiser vos craintes. C'est d'ailleurs ce que nous faisons toujours avec les gens que nous suivons en thérapie. Vous ferez ainsi moins d'appréhension et vous ferez les exercices avec plus d'intensité que si vous êtes seul et trop craintif. Le tableau 4 présente la liste des différents exercices à expérimenter.

Tableau 4 : Liste des exercices intéroceptifs.

Exercice	Durée	Instructions
1. Secouer la tête	30 secondes	Penchez légèrement la tête et secouez-la de gauche à droite en gardant les yeux ouverts. Au bout de 30 secondes, relevez la tête et gardez-la bien droite pour quelques secondes.
2. Redresser la tête	1 minute	Assis sur une chaise, penchez la tête entre vos jambes, plus bas que le niveau du cœur. Après 60 secondes, redressez-vous d'un coup.
3. Courir sur place ou monter et descendre une marche	1 minute	Courez sur place en levant les genoux à hauteur des hanches si possible ou montez et descendez une marche rapidement.
4. Contracter tout le corps	1 minute	Assis sur la chaise, contractez tous les gros muscles de votre corps en soulevant un peu les cuisses de la chaise.
5. Retenir sa respiration	30 secondes	Prenez une grande inspiration et couvrez votre nez et votre bouche avec votre main. Arrêtez avant si vous ne pouvez tenir 30 secondes.
6. Tourner sur place	1 minute	Assis sur une chaise à roulettes, tournez sur place en gardant les yeux ouverts et sans fixer de point. Si vous n'avez pas de chaise, tournez sur place en station debout près d'un mur sur lequel vous appuyer lorsque vous êtes trop étourdi.
7. Hyperventiler	1 minute	Inspirez et expirez profondément par la bouche, suffisamment fort pour que l'on entende votre souffle.
8. Respirer à travers une paille	2 minutes	Pincez vos narines et respirez à travers une paille.
9. Fixer un point au mur	2 minutes	Fixez un point sur le mur sans dévier du regard pendant les 2 minutes.
10. Avaler rapidement	4 fois	Avalez le plus vite possible 4 fois de suite (il est normal que ce soit difficile d'avaler sans boire ni manger).
11. Imaginer votre pire sensation	2 minutes	Fermez vos yeux, pensez à une AP et imaginez votre pire sensation pendant 2 minutes.
12. Fixer votre image ou votre main	2 minutes	Fixez votre visage dans le miroir ou la paume de votre main à une distance de 15 à 20 centimètres de votre visage sans dévier du regard.
13. Exercer une pression sur le bras	1 minute	Relevez l'avant-bras gauche et, avec la main droite, pressez sur votre bras gauche de façon à restreindre la circulation.

À titre d'exemple, nous reproduisons au tableau 5 certains des résultats qu'a obtenus Isabelle lorsqu'elle a accompli les exercices mentionnés auparavant. Isabelle a fait chacun des exercices puis elle a noté quelles sensations elle ressentait et leur intensité sur une échelle de 1 à 8, 1 étant très faible, 8 étant le maximum perçu. Elle a noté ensuite l'intensité de peur éprouvée par rapport à ces sensations, toujours avec le même type d'échelle. Finalement, elle a noté le degré de similitude entre les sensations déclenchées par chacun des exercices et celles ressenties lors d'un épisode d'anxiété ou de panique. Elle a retenu ceux qui avaient une cote de 3 ou plus à l'échelle de peur ou à l'échelle de similitude. Voici certaines de ses observations:

Tableau 5: Présentation de quelques résultats d'Isabelle.

Exercice	Sensations	Intensité des sensations 1 à 8	Peur/ anxiété/ inconfort 1 à 8	Similitude 1 à 8	Exercices retenus (mettre un astérisque, puis numéroter en ordre croissant de peur)
1. Secouer la tête	Étourdie et désorientée. Vision brouillée qui redevient normale quand j'arrête.	5	2	2	
3. Courir sur place ou monter et descendre une marche	Cœur bat vite, j'ai chaud, je suis essoufflée. D'habitude, j'évite de ressentir cela.	6	4	6	* 1
4. Contracter tout le corps	Tremblements et sensations de faiblesse.	5	6	1	* 2
5. Retenir sa respiration	Légère tension.	2	1	1	
7. Hyper- ventiler	Chaleur, transpiration, picotements au visage, étourdissements.	7	7	8	* 3

Isabelle a retenu seulement les exercices qui déclenchaient une peur ou une similitude de 3 et plus. Par exemple, le premier exercice qui créait des sensations intenses mais créait peu de peur et ne ressemblait pas suffisamment aux sensations habituelles n'est pas pertinent pour elle. Elle a gardé le troisième, qui lui fait peur et ressemble aux sensations présentes lors d'une AP. Elle a gardé le quatrième parce qu'il lui fait peur même s'il ne ressemble pas à la panique. Certains exercices, comme celui de retenir sa respiration, n'a créé pratiquement aucune sensation. Elle a gardé le septième parce qu'elle en a peur et qu'il présente une bonne similitude. Si un exercice créait peu de peur mais créait des sensations semblables à l'anxiété et la panique, il faudrait également le conserver.

Exercice 15

Une fois la question de la condition médicale clarifiée, essayez à tour de rôle chacun des exercices permis, décrivez vos sensations, puis notez le degré d'intensité des sensations, la peur qu'elles suscitent et le degré de similitude ou de ressemblance avec les sensations éprouvées lorsque vous vivez de l'anxiété ou une AP. Vous pouvez inscrire vos observations dans votre journal de bord ou utilisez le tableau 6.

Tableau 6 : Détermination des exercices intéroceptifs pertinents.

Exercice	Sensations	Intensité des sensations 1 à 8	Peur/ anxiété/ inconfort 1 à 8	Similitude 1 à 8	Exercices retenus (mettre une étoile, puis numéroter en ordre croissant de peur)
1. Secouer la tête					
2. Redresser de la tête					
3. Courir sur place ou monter-descendre une marche					
4. Contracter tout le corps					
5. Retenir sa respiration					
6. Tourner sur place					
7. Hyper-ventiler					
8. Respirer à travers une paille					
9. Fixer un point au mur					
10. Avaler rapidement 4 fois de suite					
11. Imaginer votre pire sensation					
12. Fixer votre image ou votre main					
13. Exercer une pression sur le bras					

Marquez d'un astérisque ou surlignez les exercices ayant produit des symptômes évalués à un degré de 3 ou plus sur l'échelle de peur ou celle de similitude. Par la suite, numérotez les exercices retenus en **ordre croissant de peur**, c'est-à-dire de l'exercice suscitant le moins de peur à celui en produisant le plus. Servez-vous du tableau 5, voyez l'ordre retenu comme modèle.

L'entraînement quotidien

L'entraînement quotidien va débuter avec les deux exercices qui suscitent le moins de peur parmi ceux que vous avez marqués d'un astérisque. Il serait utile que vous ayez un chronomètre ou une montre près de vous pendant que vous faites les exercices afin de minuter le temps requis à chacun. **Vous les répéterez tous les jours, en faisant chacun des deux exercices trois fois de suite.** Il est important de combattre les réactions d'évitement et de faire chaque exercice le plus intensément possible pour déclencher les sensations redoutées. **Les exercices sont inoffensifs et le but consiste à vous désensibiliser.** Il ne faut donc pas les faire à moitié et entretenir ainsi l'idée que ces sensations sont dangereuses. Vous faites un exercice pleinement, vous cotez votre niveau de peur dans la grille d'observation présentée, puis vous modifiez votre discours intérieur en utilisant les pensées réalistes et constructives que vous avez préparées au chapitre précédent à l'exercice 13. Aussitôt que les sensations sont atténuées ou ont disparu, vous refaites le même exercice. Souvenez-vous qu'il est essentiel de pratiquer chaque exercice de façon répétée parce que c'est le seul moyen de faire diminuer la peur. Après avoir fait le premier exercice trois fois, vous faites le deuxième exercice choisi, lui aussi trois fois de suite.

Lorsque les deux premiers exercices ne vous font plus peur, vous reprenez la même procédure avec les deux suivants et ainsi de suite, jusqu'à ce que tous les exercices marqués d'un astérisque ne déclenchent plus de peur chez vous. Ces exercices nous permettront de vous habituer aux sensations redoutées et ainsi de briser l'association qui s'est faite entre ces sensations et la réaction d'alarme. Dit autrement, vous allez désapprendre la réaction d'alarme apprise. De plus, cela vous donne l'occasion de vous exercer à modifier le discours intérieur qui entretient la peur pour le remplacer par un discours intérieur plus réaliste qui va contribuer à diminuer la peur de la panique. Ces exercices vous aideront donc progresser sur deux plans à la fois.

Exercice 16

Choisissez les deux premiers exercices pertinents de votre liste et faites-les tous les jours, chacun trois fois de suite. Souvenez-vous de modifier votre discours intérieur après l'exercice. Lorsque les deux premiers exercices ne produisent presque plus d'anxiété (cote de 2 ou moins), continuez-les pendant encore une semaine tout en commençant deux nouveaux exercices. Vous reprenez alors la même procédure avec ces exercices. Continuez jusqu'à ce que tous les exercices ne produisent plus de peur chez vous. Voici au tableau 7 la grille d'observation pour les exercices d'exposition aux sensations intéroceptives. Faites plusieurs copies de cette grille, puisque vous allez l'utiliser à maintes reprises. Insérez-les dans votre journal de bord.

Tableau 7 : Entraînement quotidien
aux exercices intéroceptifs.

Jour	Exercices	Nombre d'essais	Peur/Inconfort pour chaque répétition (0 à 8)	Commentaires

Pour ceux qui veulent progresser plus vite et qui se sentent prêts à affronter leur peur de façon plus massive, il y a une autre façon de procéder. Il s'agit dès le début de faire chaque jour tous les exercices marqués d'une étoile trois fois de suite. Cela prend un peu plus de temps, mais, rappelez-vous, ce n'est pas dangereux. Et le fait de faire cela tous les jours en constatant qu'aucune des catastrophes appréhendées ne survient aura un effet massif pour défaire les peurs irréalistes que vous avez. À vous d'utiliser la procédure qui vous convient le mieux.

Si vous procédez adéquatement, vous verrez rapidement le niveau de peur diminuer avec les entraînements quotidiens. Si la peur ne diminue pas, portez attention à votre discours interne, car vous entretenez sûrement des pensées qui empêchent l'habituation de se produire. Observez si vous avez des pensées semblables à celle-ci : « Il faut que j'arrête, je ne peux tolérer ces sensations. » En effet, ces types de verbalisations internes sont basés sur des croyances erronées et vous empêchent de vous habituer aux sensations. Rappelez-vous les règles à suivre en cas d'attaque de panique : la première consiste à **accepter les sensations** et la seconde à **ne pas dramatiser, en se parlant de façon réaliste**. Ces règles sont valides aussi pendant que vous nous exposez aux stimuli intéroceptifs. En réalité, vous pouvez en toute sécurité tolérer et poursuivre les exercices.

Il arrive parfois que certaines personnes résistent ou éprouvent des difficultés à bien pratiquer ou profiter de ces exercices pour différentes raisons. Nous explorons ici les principales résistances ainsi que la façon de les surmonter :

1. Vous n'avez pas peur ou n'êtes pas anxieux parce que vous vous sentez en sécurité dans le cadre dans lequel vous exécutez l'exercice. Certaines personnes rapportent que si elles avaient à faire ces exercices lorsqu'elles sont seules, elles seraient plus craintives. Par contre, quand elles sont accompagnées, elles n'ont pas peur parce que quelqu'un est là pour les aider. Cette peur est basée sur

la croyance, le postulat inexact, qu'elles sont en sécurité parce qu'elles sont accompagnées ou dans un endroit qui les sécurise, alors qu'en fait ces exercices sont inoffensifs, que la personne soit seule ou accompagnée et peu importe l'endroit où on les fait. La solution consiste alors évidemment à faire les exercices lorsque vous êtes seul ou dans un endroit que vous percevez comme moins sécuritaire. Après tout, le but de l'exercice est d'affronter votre peur pour vous habituer aux sensations redoutées et retrouver votre confiance en vous.

2. Les sensations ne vous effraient pas parce que vous sentez que vous avez le contrôle sur leur apparition initiale. Quelques-uns de nos clients affirment qu'ils n'ont pas peur parce qu'ils savent exactement d'où les sensations proviennent. Ils croient, à tort, que les paniques naturelles n'ont pas de déclencheurs spécifiques : vous comprenez maintenant que ce n'est pas le cas. Vous savez également que même si vous n'avez aucune idée de ce qui vous effraie, la peur reste tout de même bénigne. Toujours est-il que si c'est ce qui vous arrive, il serait souhaitable de combiner les exercices avec l'utilisation de votre imagination. Pendant que vous ressentez les sensations, essayez de vous imaginer de façon aussi réelle que possible dans une situation qui vous effraie. Par exemple, imaginez-vous seul à la maison ou dans le métro, pendant que vous hyperventilez. L'important est de réussir à induire ce que vous craignez pour vous y habituer. Si vous n'y arrivez toujours pas, l'exposition aux activités naturelles que nous présentons plus loin sera peut-être plus pertinente et plus bénéfique pour vous.

3. La peur ressentie est très légère mais ne diminue pas. Il est possible que vous exécutiez les exercices sans vous exposer pleinement aux sensations corporelles. Ainsi, certaines personnes arrêtent les exercices dès qu'elles commencent à ressentir des symptômes ou les induisent seulement avec une intensité très légère. Il s'agit encore

d'une forme d'évitement et d'échappement et, comme vous le savez, ces mécanismes entretiennent la peur. Les exercices que nous vous proposons ne sont pas dangereux, la seule façon pour vous de finir par y croire est de vous exposer à plein et de rétablir ainsi la confiance en vos capacités physiques et psychologiques.

4. Vous avez trop peur pour vous exposer. Certaines personnes demeurent persuadées que ces exercices leur font courir un danger et appréhendent tellement d'avoir une AP qu'elles ne passent pas à l'action. Si c'est votre cas, relisez le chapitre sur la démystification des symptômes. L'anxiété et les sensations qui y sont associées sont désagréables mais inoffensives. Si vous ne décidez pas de les apprivoiser, vous ne pourrez jamais vous défaire de votre TP/A. C'est une étape cruciale à franchir : vous êtes à la croisée des chemins, il est temps d'affronter ce que vous craignez inutilement depuis si longtemps. Pour vous aider à surmonter votre peur, vous pouvez commencer par pratiquer les exercices plus doucement et augmenter l'intensité graduellement. Vous pouvez les faire à l'endroit et avec la personne qui vous sécurise le plus. Au besoin, consultez un spécialiste qui connaît bien ce traitement et qui vous sécurisera jusqu'à ce que vous puissiez faire les exercices seul.

En vous entraînant régulièrement, vous allez constater que, dans votre vie de tous les jours, lorsque les sensations redoutées se présentent parce que vous vous sentez tendu ou pour d'autres raisons, vous allez être moins apeuré par ces sensations. Cela aura deux conséquences : les sensations ne s'intensifieront pas et vous allez vous sentir plus confiant.

L'EXPOSITION AUX ACTIVITÉS NATURELLES

Il est possible que vous ayez mis en place un comportement d'évitement vis-à-vis certaines activités quotidiennes parce qu'elles déclenchent ou ont déjà déclenché des sensations qui vous terrifient, et ce, même si vous n'êtes pas conscient que vous les évitez. La logique de la procédure d'exposition sous-tend qu'il faut appliquer la même approche que précédemment aux activités naturelles qui induisent des sensations similaires à celles que vous ressentez durant un épisode de panique. En fait, la liste que vous avez préparée à l'exercice 10 du chapitre 3 réfère à ce type d'activités naturelles. Reprenez cette liste et classez chaque activité en ordre en commençant par celle qui vous fait le moins peur jusqu'à celle qui vous fait le plus peur.

Exercice 17

Reprenez la liste de l'exercice 10 et classez chaque activité naturelle évitée en débutant par celle que vous craignez le moins jusqu'à celle que vous craignez le plus. Reprenez maintenant la même procédure d'exposition avec chacune de ces activités. C'est-à-dire que vous devez reprendre ces activités en commençant par celle qui vous apeure le moins. Vous la pratiquez jusqu'à ce qu'elle ne vous fasse plus peur, puis, vous passer à la suivante et ainsi de suite jusqu'à la fin de la liste. L'ordre varie aussi parfois en fonction des occasions de faire une activité ou l'autre. Saisissez toutes les occasions possibles, vos progrès n'en seront que plus rapides.

Il y a certaines différences dans la façon de s'exposer aux activités naturelles par rapport aux exercices intéroceptifs précédents. D'une part, pour des raisons pratiques, on doit parfois laisser un délai plus grand avant de répéter un exercice. Par exemple, dans le cas de l'absorption de café. D'autre part, comme dans le cas du café, les effets durent souvent plus longtemps que lors des exercices intéroceptifs. Cela ne signifie pas que ce soit plus dangereux. L'entraînement aux activités naturelles sera particulièrement utile aux gens qui avaient moins peur des exercices précédents parce que leurs sensations physiques cessaient presque en même temps que l'exercice et qu'ils se sentaient très en contrôle. Comme les activités naturelles entraînent des effets plus longs qu'on ne peut pas faire cesser par contrôle direct, ils permettront un apprentissage supplémentaire quant au laisser-aller, à la tolérance des sensations physiques sans tentative de contrôle. Surtout, ne les faites pas en souhaitant ne rien sentir. Attendez-vous à ressentir les sensations associées à l'attaque de panique et préparez-vous à utiliser les règles à suivre pour accepter ces sensations comme lors de l'exercice précédent.

Relisez souvent la procédure d'exposition pour être sûr de bien l'appliquer.

ET SI VOUS PANIQUEZ...

Il se peut que vous viviez encore quelques attaques de panique pendant le traitement et même qu'une AP se déclenche à la suite d'un des exercices précédents. Le trouble panique ne peut disparaître tout d'un coup. Si vous avez encore des attaques de paniques, cela ne signifie pas que le traitement est inefficace, cela signifie que vous avez encore une réponse d'alarme apprise et que vous craignez toujours vos symptômes bien désagréables mais inoffensifs. Seuls la persistance et un entraînement régulier vous permettront de vraiment désapprendre la réponse d'alarme et de remplacer vos anciennes peurs par une conviction viscérale que les sensations de panique ne constituent aucun danger et ne provoquent aucune catastrophe. Nous vous incitons à relire dans le chapitre 4 les stratégies proposées pour faire face à la panique.

Il y a des éléments clés dont vous devriez vous souvenir et qui pourraient vous aider à maintenir une vision plus objective plutôt que d'être pris dans le cycle émotionnel de la peur. Ce qui suit est une description des problèmes parfois rapportés dans des moments où l'anxiété ou la panique sont très élevées :

1. Je me sens tellement affolé que je ne peux penser clairement ou logiquement.

2. Dans ces moments où je m'affole, il m'est difficile de croire aux verbalisations adéquates, et ma croyance dans

les vieilles affirmations négatives refait surface (p. ex., « Je vais réellement mourir »).

3. Je ne peux tout simplement pas contrôler ma tension physique ou ma façon de respirer.

Réfléchissez à savoir si un de ces trois problèmes (ou tout autre problème) se manifeste dans les moments de panique et entrave une réaction fonctionnelle de votre part. Pour chacun de ces cas, il est important de se souvenir des points suivants :

1. Vous pouvez toujours intervenir sur vos pensées lors d'une attaque de panique, il s'agit seulement de vous y entraîner. N'oubliez pas que, à cause de la réaction d'alarme, vos facultés cognitives sont à leur maximum.

2. Souvenez-vous que votre **impression** de danger réel est déclenchée par un ensemble de croyances erronées. Lors des attaques antérieures, vos craintes ne se sont jamais réalisées : vous n'avez pas fait de crise cardiaque et vous n'êtes pas mort, cela n'arrivera pas plus aujourd'hui. Vous pouvez utiliser, comme stratégie complémentaire, la correction cognitive plus détaillée présentée dans le chapitre suivant.

3. N'oubliez pas qu'il faut laisser aller les sensations physiques et les accepter plutôt que de lutter contre elles. Les gens qui hyperventilent souvent et n'arrivent pas à ralentir leur respiration peuvent avoir recours à la rééducation respiratoire présentée également au chapitre suivant.

AFFRONTER PLUTÔT QU'ÉVITER

Si vous avez un trouble panique sans agoraphobie, cette section ne vous concerne pas. Cependant, elle sera capitale pour vous si vous souffrez d'agoraphobie. En abordant les facteurs d'entretien, nous avons souligné l'importance des comportements d'évitement et d'échappement pour perpétuer la phobie. Nous avons démontré le rôle majeur tenu par ces comportements pour perpétuer la peur. Rappelez-vous : chaque fois que vous évitez de faire face à une situation, vous vous sentez profondément soulagé, vous croyez avoir échappé à une catastrophe. En agissant de la sorte, vous augmentez la probabilité de reproduire le même comportement d'évitement. Vous n'avez jamais la chance de constater que, si vous affrontiez les situations, il n'arriverait aucun des malheurs que vous appréhendez. Bien sûr, vous auriez des malaises et vous seriez anxieux. Mais de l'anxiété à la catastrophe, il y a un pas que vous ne franchiriez pas.

Pour vaincre votre peur, il faut cesser les comportements d'évitement et commencer à vous exposer aux situations que vous craignez. La peur de paniquer et de perdre le contrôle vous a empêché de faire ce pas. Aussi, pour vous donner le courage de foncer, nous avons démystifié les conséquences irréalistes que vous accordiez à la panique. Vous vous êtes également désensibilisé aux sensations physiques que vous craigniez tant. Vous êtes maintenant prêt à retourner graduellement dans les situations que vous avez apprises à éviter.

Ceux ou celles d'entre vous qui avez développé une agoraphobie sévère éprouvent peut-être le désir de refermer ce livre, terrifiés à l'idée d'affronter les situations redoutées depuis des années. N'ayez pas peur, quand vous les affronterez, vous aurez les outils nécessaires pour y faire face. Nous vous proposons une méthode simple qui ne nécessite que de la persévérance et un peu de courage et d'effort. Nous allons vous présenter les étapes à suivre ainsi que l'esprit dans lequel vous devez les appliquer. Mais avant, voyons pourquoi le fait de vous exposer aux situations d'une manière bien précise fera disparaître graduellement votre anxiété.

L'EXPOSITION GRADUELLE, PROLONGÉE ET RÉPÉTÉE

Pour que vos réactions de peur diminuent, vous n'avez d'autre choix que de vous exposer aux situations redoutées. Si vous êtes devenu agoraphobe, la réaction d'alarme apprise est probablement associée à certaines situations. La réaction d'alarme s'active dans des situations tout à fait sécuritaires. Il faut donc désapprendre la réponse d'alarme aux situations comme vous l'avez fait pour les sensations physiques. On ne peut cependant simplement réparer un circuit ou presser un bouton pour obtenir ce résultat. Le moyen privilégié réside dans l'**exposition graduelle, prolongée et répétée** aux situations faussement perçues comme menaçantes. Cela consiste à commencer par affronter une situation qui suscite une réaction de peur très légère. Vous pouvez ainsi apprendre à supporter l'anxiété sans paniquer, car elle crée des sensations de faible intensité. Vous devez alors rester dans la situation jusqu'à ce que l'anxiété ait disparu ou ait diminué assez pour que vous n'ayez plus peur de vos sensations. Vous répéterez alors la même situation jusqu'à ce que la réponse de peur ne se déclenche plus. Puis, vous passez à une situation légèrement plus difficile.

On dit de cette exposition qu'elle est *graduelle*, car vous commencez par les situations les plus faciles et augmentez la difficulté à mesure que votre confiance augmente et que vos malaises s'atténuent. On la qualifie de *prolongée*, car vous devez rester dans la situation assez longtemps pour que l'anxiété diminue. On dit important de la *répéter*, car c'est de cette façon que la situation ne déclenchera plus du tout de réaction de peur. En procédant ainsi, vous vous habituerez à ces situations, vous y serez à nouveau confortable. **Vous n'aurez plus à gérer vos réactions d'anxiété : vous n'en aurez plus**.

Les graphiques présentés à la figure 6 illustrent les effets produits par l'exposition sur le niveau d'anxiété, par rapport aux effets de l'échappement et de l'évitement cognitif.

Le premier graphique (A) représente l'échappement : la personne fuit la situation dès que l'anxiété monte. Elle entretient ainsi l'idée qu'il serait arrivé une catastrophe si elle était restée dans la situation et elle est soulagée de fuir. Elle s'empêche ainsi de profiter de l'habituation et n'apprend pas que rien ne se produirait si elle restait. La même courbe s'applique lorsque quelqu'un pense à une situation avant d'y aller et décide de l'éviter.

FIGURE 6

Effets produits sur le niveau d'anxiété
par différents comportements

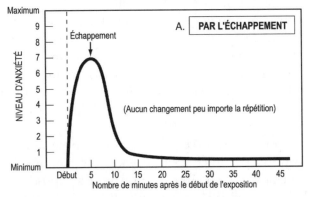

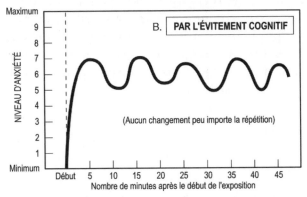

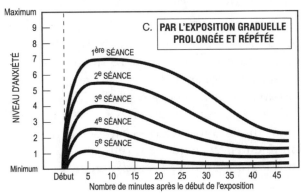

Dans le second cas (B), la personne reste dans la situation mais évite de penser à l'endroit où elle se trouve en se distrayant et en cherchant constamment à combattre ses sensations plutôt que de les laisser aller. La fuite par l'esprit et le combat continu empêchent l'habituation de se produire comme dans le troisième graphique. La personne a donc toujours aussi peur même si elle se présente à répétition au même endroit. Elle ne s'expose pas vraiment, car elle lutte pour ne pas penser au lieu où elle se trouve et pour ne pas ressentir les sensations d'anxiété temporaires que cela crée.

Vous pouvez observer dans le dernier graphique (C) l'effet produit par le choix d'un exercice d'exposition qui induit une anxiété modérée. La personne s'expose et se sent capable de demeurer dans la situation sans craindre une AP. Elle réussit à demeurer dans la situation en acceptant l'anxiété pour une durée suffisamment longue pour que l'anxiété baisse. À force d'y retourner, le niveau d'anxiété monte moins, il redescend plus vite et plus bas, jusqu'à être pratiquement inexistant.

Exercice 18

étapes à suivre

a) *Revoir la hiérarchie préparée à l'exercice 9*

À l'exercice 9, vous avez préparé une liste des situations que vous aimeriez pouvoir affronter à nouveau. Prenez le temps de la réviser à la lumière de ce que vous savez maintenant et des exercices que vous avez déjà faits. Les premières situations sont-elles assez faciles? Les avez-vous assez précisées? Avez-vous prévu assez d'étapes intermédiaires? Étant donné que vous devrez vous exposer à ces situations de façon imminente, est-ce que leur difficulté relative change? Devez-vous les réordonner? Prenez donc le temps de mettre cette liste au point.

b) *Choisir une situation à répéter quotidiennement*

Parmi les éléments les plus faciles de la liste, commencez par ceux que vous pouvez répéter quotidiennement puisque vous aurez ainsi les résultats les plus rapides. Plus vous vous exposerez fréquemment à une situation, plus l'anxiété qui y est associée s'atténuera rapidement.

c) *Considérer la durée de la situation*

Considérez également la durée possible de l'exposition. Vous devez choisir une situation qui peut durer au moins de 20 à 30 minutes de préférence à une situation qui dure 3 minutes. Vous devez être dans la situation assez longtemps pour que l'anxiété ait le temps de diminuer. Rappelez-vous qu'il faut permettre à l'organisme de se réhabituer à la situation pour qu'il cesse de la considérer comme dangereuse. Par exemple, si vous voulez travailler sur la peur de l'ascenseur, prévoyez-y rester en montant et en descendant sans sortir, suffisamment longtemps pour que l'anxiété baisse pendant que vous êtes à l'intérieur.

d) *Établir un horaire*

N'oubliez pas que vous avez tendance à éviter et que cette tentation ne disparaît pas soudainement. En vous faisant un horaire où vous planifiez vos entraînements, vous serez moins tenté de trouver des excuses pour vous défiler et pour continuer à éviter la situation choisie. Utilisez la grille d'observation du tableau 8 pour noter vos observations.

Tableau 8 : Observation des exercices d'exposition aux situations problématiques.

Date	Décrire la situation	Étiez-vous 1 = seul 2 = accompagné	L'avez-vous 1 = affronté[4] 2 = évité 3 = quitté

4. Si vous avez affronté la situation avec l'aide d'une garantie sécurisante, veillez préciser de quoi il s'agit.

Combien de temps êtes-vous demeuré dans la situation ?	Niveau d'anxiété (0 à 10) a) Avant b) Pendant c) Après	À quoi pensiez-vous a) Avant b) Pendant c) Après
	a) _____ b) _____ c) _____	a) _____ b) _____ c) _____
	a) _____ b) _____ c) _____	a) _____ b) _____ c) _____
	a) _____ b) _____ c) _____	a) _____ b) _____ c) _____
	a) _____ b) _____ c) _____	a) _____ b) _____ c) _____
	a) _____ b) _____ c) _____	a) _____ b) _____ c) _____

e) *S'exposer à une situation*

Vous devriez maintenant être prêt à vous exposer à la première situation choisie. Rassurez-vous, si vous avez préparé votre liste avec soin, vous aurez peut-être beaucoup moins de difficultés que vous ne le croyez. N'oubliez pas que vous avez tendance à amplifier les difficultés par votre appréhension ! La situation devrait vous faire vivre un malaise de léger à modéré et vous devez y rester jusqu'à ce que l'anxiété diminue, soit probablement de 20 à 30 minutes, plus si besoin est.

Supposons que vous avez choisi l'exercice suivant : marcher seul vers le supermarché. Commencez l'exercice en marchant vers le supermarché chaque jour. Peu importe que vous vous rendiez ou non au supermarché la première fois, l'important est de marcher vers le supermarché jusqu'à ce que vous ressentiez un inconfort tolérable qui vous permet de rester dans la situation, à cette distance d'éloignement, jusqu'à ce que vous vous sentiez un peu plus à l'aise. Notez la distance que vous avez parcourue chaque fois. Ce qui compte, est d'acquérir l'habitude d'une pratique quotidienne, d'en faire un peu plus chaque fois.

f) *Accepter les sensations déplaisantes*

Ce point s'avère essentiel. Vous devez accepter de vivre temporairement un inconfort de léger à modéré jusqu'à ce qu'il s'estompe et que la situation ne crée plus de réactions déplaisantes. Il n'existe pas d'autre façon de désamorcer la réaction d'alarme apprise.

g) *Répéter le même exercice*

Même si vous avez réussi une situation une fois, ne passez pas tout de suite à la suivante. Reprenez-la quelques fois. Vous devez vous attendre à avoir des hauts et des bas, suivant la façon dont vous vous sentez. Vous allez constater des variations de difficulté selon les jours et vos humeurs. Avec un peu d'entraînement, vous serez généralement plus à l'aise, vous fournirez un moins grand effort et vous pourrez donc en faire un peu plus. Observez et notez avec soin les progrès réalisés et la durée de l'exercice afin de constater clairement les signes d'amélioration. Répétez la même situation jusqu'à ce que vous soyez relativement à l'aise ou que vous maîtrisiez la situation à 75 %. Vous reprendrez alors les mêmes étapes avec une deuxième situation.

h) *Si c'est trop difficile*

Que ce soit au premier exercice ou plus tard, s'il y a des problèmes dans votre progression, essayez d'en trouver la raison. Il peut arriver que l'exercice choisi soit trop difficile. L'anxiété vécue devient alors trop élevée pour que vous vous y habituiez en cessant d'avoir peur. Si c'est le cas, vous devez trouver des étapes intermédiaires. Supposons que vous avez réussi l'étape « Marcher seul jusqu'au supermarché » et que vous ne pouvez réussir la suivante « Aller seul en autobus jusqu'à l'école ». Votre travail consiste alors à inventer des exercices intermédiaires. Il n'y a pas nécessairement de lien entre les étapes sinon le degré de difficulté.

Dans la vie courante, ces exercices intermédiaires n'apparaissent pas nécessaires en soi. Par exemple, dans la vie quotidienne, il ne rime à rien de prendre l'autobus pour en descendre au prochain arrêt, ce sera plus rapide de marcher. Par contre, dans votre démarche, cela permet d'augmenter votre confiance personnelle et de poursuivre en vue d'atteindre l'objectif final. Le choix des exercices intermédiaires apparaît donc central dans la réussite de cette méthode de traitement. Si vos difficultés persistent avec les exercices intermédiaires, pensez à de nouvelles étapes. Lorsque vous réussissez un exercice avec succès à quelques reprises, vous pouvez passer à l'étape suivante.

L'esprit à adopter

À l'exercice précédent, vous avez vu quelles étapes suivre afin de briser le cercle vicieux de l'évitement et de l'échappement sans vivre une trop grande terreur. Il vous faut également adopter certaines attitudes ou habitudes afin d'accroître vos chances de succès. Elles vous aideront à persévérer et à réagir correctement aux événements que vous allez vivre pendant cette démarche.

La première règle consiste à vous imposer une **discipline quotidienne**. La clé de votre réussite réside dans votre persévérance. Au fil des ans ou des mois, vous avez accumulé de nombreuses expériences négatives où l'anxiété vous a amené à fuir ou à éviter une situation. Il faut maintenant accumuler des expériences positives pour consolider votre capacité de demeurer dans les situations qui vous effraient et constater qu'aucune catastrophe ne survient. Dès aujourd'hui, réservez-vous une heure tous les jours pour faire vos exercices d'exposition. Il peut arriver que ceux-ci ne nécessitent qu'une demi-heure, mais il serait préférable de disposer de plus de temps. Vous aurez ainsi le loisir d'aller un peu plus loin si vous vous sentez en forme ou de vous détendre si vous jugez en avoir fait suffisamment.

La deuxième règle consiste à **procéder de façon graduelle**. Le TP/A a pris une place plus ou moins grande dans votre vie, d'après le degré d'évitement qui s'est installé. Avant que vous arriviez à le surmonter complètement, il vous faudra un temps relativement court ou relativement long selon le rythme auquel vous vous exposerez. Certaines personnes affrontent déjà certaines situations dans certaines conditions alors que d'autres font de l'évitement massif et complet. Certaines personnes s'impliquent pleinement dans le traitement, alors que d'autres personnes n'appliquent pas ce qu'elles ont appris. Les résultats varieront en conséquence.

Toutefois, si vous procédez graduellement en respectant chacun des conseils offerts ici, il semble probable qu'en l'espace de 3 mois vous ayez atteint plus de 80 % de vos objectifs. C'est le cas de la majorité des gens qui participent à nos thérapies de groupe. Cela peut paraître long. Cependant, si vous considérez le temps mis à développer le trouble, le temps de traitement est proportionnellement assez court! Prenez garde à la tentation de brûler les étapes et d'affronter trop vite des situations pour lesquelles vous n'êtes pas encore préparé. Cela ne servirait qu'à vous échauder, à augmenter votre peur et à vous décourager. Il faut y aller doucement et régulièrement pour progresser de façon constante sans régresser.

La troisième règle nous apparaît tout aussi capitale que les précédentes. Elle réside dans l'**adoption d'une attitude souple** que vous devrez montrer vis-à-vis de vous-même. Il se peut qu'à un moment ou l'autre vous ne parveniez pas à franchir une étape. Dans ce cas, vous aurez sans doute sous-estimé sa difficulté. Il ne s'agit pas de reculer à la première difficulté rencontrée, mais si, après deux ou trois essais, vous ne parvenez pas à surmonter votre anxiété, il est préférable de trouver une autre situation avec un degré moindre de difficulté et de revenir plus tard à celle qui vous pose problème.

De même, vous aurez sûrement des journées moins bonnes que d'autres. Cela peut dépendre de plusieurs facteurs tels que la fatigue, les préoccupations au travail ou à la maison. Si vous vous levez du mauvais pied un matin et que vous aviez prévu faire un exercice qui vous paraît maintenant trop difficile, ne vous entêtez pas, vous pourrez sûrement trouver un autre exercice plus adapté à votre condition physique ou morale. Mais attention, cette souplesse ne doit jamais vous permettre de trouver des excuses pour éviter d'affronter les situations et elle doit s'appliquer dans les deux sens, c'est-à-dire que vous pouvez vous permettre d'en faire un peu plus les journées où vous vous sentez particulièrement en forme.

La quatrième règle à suivre, et certainement la plus importante, consiste à **ne pas rebrousser chemin au moindre signe d'anxiété**. L'échappement et l'évitement constituent vos plus grands ennemis et vous serez probablement tenté de leur céder à certaines occasions, mais vous devez leur résister. Si, au cours d'un exercice, vous commencez à ressentir les manifestations physiques de l'anxiété, prenez le temps de les analyser. Il se peut que certains facteurs justifient cette hausse d'anxiété, tels la fatigue, la faim ou le fait que plus de gens arrivent à l'endroit où vous êtes. Il se peut également que vous ayez peur parce que vous appréhendez cette situation depuis longtemps.

Après avoir analysé vos réactions, essayez de vous parler en modifiant votre discours intérieur afin de ne pas amplifier la réponse de peur. Rappelez-vous les règles à suivre : accepter les sensations, se parler de façon réaliste et rester sur place. Profitez de cette occasion pour regarder votre environnement et attendez que la peur diminue pendant que vous êtes là. Si vous vous échappez de la situation, vous risquez d'entretenir ou d'augmenter votre anxiété et votre peur. Si vous persistez dans la situation, votre anxiété diminuera et contribuera à défaire votre phobie. Revoyez la courbe C de la page 139 qui illustre ce principe. Si jamais vous êtes sorti de façon impulsive, retournez dans la situation le plus tôt possible afin de ne pas rester sur cette fin.

Une dernière règle à suivre consiste à **vous encourager vous-même**. Notez tous les exercices que vous faites et essayez de vous centrer sur les progrès accomplis plutôt que sur les difficultés éprouvées. Nous vous proposons d'utiliser la grille d'exposition aux situations redoutées pour noter tous vos exercices. Ce qui importe, ce n'est pas le fait d'avoir ressenti ou non de l'anxiété mais bien le fait d'avoir persévéré indépendamment des circonstances, en constatant qu'aucun malheur ne s'est produit et que les malaises se sont même atténués. Vous pouvez vous motiver de plusieurs façons. Ainsi, vous pouvez rendre les exercices attrayants si vous leur donnez un but. La promenade à pied vous motivera plus si vous en profitez pour rendre visite à un ami, et le centre commercial sera plus attirant si vous projetez de vous y gâter. N'hésitez pas à récompenser vos efforts et à vous féliciter.

L'exposition aux sensations de la panique dans les situations évitées auparavant

La dernière étape consiste à provoquer les sensations redoutées dans les situations que vous évitiez auparavant. Ce sont les situations que vous avez affrontées dans l'exercice précédent, que vous n'évitez plus et qui ne vous font plus peur. Placez-les en ordre croissant, de celle où ce sera le plus facile de déclencher les sensations physiques à celle où ce sera le plus difficile. Vous vous placez alors dans la situation et vous provoquez les sensations redoutées à l'aide des exercices d'exposition aux stimuli intéroceptifs. Cela complétera ainsi les exercices d'exposition aux situations redoutées et aux sensations de panique.

Exercice 19

Utilisez exactement la même procédure de pratique et d'observation que vous avez appliquée dans les exercices précédents. Relisez-la au besoin et notez vos observations afin de constater votre progression ou de reconnaître les aspects qui vous causent des difficultés. Cette étape vous fait probablement peur. N'oubliez pas que vous avez tendance à appréhender les choses de telle sorte que, lorsque vous passez à l'action, cela est presque toujours plus facile que vous ne l'aviez prévu. Alors, allez-y, foncez, c'est votre liberté d'action qui est l'enjeu.

Voici certains exemples d'application de cette stratégie. Vous pouvez respirer dans une paille lorsque vous êtes dans la toilette publique d'un centre commercial ou de votre lieu de travail. Lorsque nous étions au centre commercial pour une séance d'exposition, une cliente qui craignait auparavant les étourdissements s'est secoué la tête de chaque côté comme si elle se secouait les cheveux. Vous pouvez aussi vous pencher comme pour attacher votre lacet de chaussure et vous relever rapidement où que vous vous trouviez. Plus vous provoquerez ce que vous avez craint et constaterez que rien n'arrive d'autre que quelques sensations physiques passagères, plus vous aurez retrouvé confiance en vous et en vos capacités personnelles, autant psychologiques que physiques.

LES PÉRIODES DIFFICILES

Le traitement de votre TP/A constitue une extraordinaire entreprise, dont vous sortirez grandi par l'autonomie retrouvée et votre confiance personnelle consolidée. Cependant, les plus grandes réussites comportent toujours quelques embûches et vous ne pourrez leur échapper complètement. Par moments, vous aurez tendance à vous décourager et voudrez tout abandonner. Nous espérons que vous ne céderez pas à ces moments difficiles. Profitez plutôt de ces occasions pour prendre un répit et mesurer vos progrès. Relisez votre journal de bord depuis le début. D'où êtes-vous parti et où en êtes-vous aujourd'hui?

Vos difficultés viennent peut-être du fait que vous voulez aller trop vite. Laissez-vous une chance de progresser à votre rythme. Peut-être est-ce plutôt le manque de soutien des membres de votre entourage qui vous affecte. Prenez le temps de vous asseoir avec eux et de leur expliquer que vous avez besoin de leur encouragement. Si vous ne pouvez compter sur eux, apprenez à vous féliciter vous-même et à récompenser vos progrès par des petites gâteries que vous pouvez vous offrir.

Vos sentiments varient d'un jour à l'autre, comme pour chacun d'entre nous. Ne laissez pas une mauvaise journée compromettre tout votre projet de traitement. Pour plusieurs, le découragement survient après un état de panique, spécialement s'ils ont fui la situation sans attendre que la peur diminue. Si cela vous arrive et que vous avez l'impression d'être retourné au point de départ, n'abandonnez pas. Recommencez simplement le même exercice le plus tôt possible. Si vous aviez choisi une situation trop difficile, pensez à une étape intermédiaire. Vous constaterez alors que le terrain perdu peut être regagné très rapidement.

Profitez-en pour relire les objectifs à court, à moyen et à long terme que vous vous êtes fixés à la fin du chapitre sur l'évaluation. Êtes-vous prêt à les laisser tomber à cause d'une difficulté passagère? Plus vous aborderez les difficultés avec philosophie et persévérance, plus grandes seront vos chances de succès. Et n'oubliez pas, un peu d'humour aide à traverser bien des situations plus facilement. Dédramatisez vos difficultés, les solutions vous viendront plus facilement à l'esprit.

RÉSUMÉ

La peur de ce qui se passe en soi, la peur d'avoir peur, constitue sûrement la plus grande source de détresse pour les gens atteints du trouble panique. Et l'agoraphobie entraîne une souffrance et une perte d'autonomie terribles pour les gens atteints et leurs proches. Dans ce chapitre, nous avons présenté des stratégies de traitement qui vous aideront à vaincre la peur de vos sensations internes afin de réapprivoiser les situations et les activités évitées. Elles visent à vous redonner confiance en vous-même à vous redonner votre pleine liberté.

Chapitre six

Le traitement : stratégies complémentaires

Vous savez maintenant que la panique ne comporte aucun danger bien qu'elle constitue un événement désagréable. Vous avez appris comment apprivoiser vos sensations et à modifier votre discours intérieur pour interpréter de façon réaliste ce que vous ressentiez. Vous connaissez la façon de procéder pour remplacer vos comportements d'évitement et d'échappement par des comportements d'approche des situations phobiques. Vous avez appris l'importance d'abandonner les garanties sécurisantes et les compagnons phobiques qui entretenaient l'idée que vous pourriez en avoir besoin en cas de danger alors qu'il n'y a aucun danger réel.

Vous connaissez la thérapie cognitivo-comportementale du TP/A, qui constitue en ce moment la thérapie la plus efficace pour vaincre ce problème. Si vous avez intégré et appliqué tout cela, votre traitement s'avère bien enclenché, il est même peut-être terminé. Vous devez en récolter les fruits et apprécier la liberté et la confiance retrouvées. Si c'est votre cas, le chapitre 7 vous présente des stratégies visant à vous outiller de façon plus générale dans la gestion du stress afin de maintenir vos acquis par une meilleure hygiène de vie globale.

Le chapitre actuel s'adresse aux gens qui ont appliqué le traitement jusqu'à maintenant et qui éprouvent certaines difficultés. Ainsi, il est possible que vous ayez tenté d'appliquer les stratégies sans y parvenir. La première question à vous poser est évidemment: «Ai-je réellement essayé?» Si vous répondez *non*, reprenez le traitement au début. Peut-être qu'une première tentative vous a-t-elle permis d'atténuer votre peur et vous êtes désormais prêt à vous engager à fond dans votre thérapie. Si vous répondez *oui* en toute bonne foi, peut-être que le traitement précédent n'est pas suffisant pour vous. Soit parce que les difficultés que vous viviez déjà avant de développer le TP/A vous nuisent dans l'application des stratégies enseignées, soit parce que vous avez besoin d'approfondir un peu plus certaines stratégies pour arriver à les appliquer. Ainsi, vous constatez que vous avez d'autres problèmes à régler avant de traiter votre TP/A, par exemple un problème de dépendance à l'alcool ou aux drogues, vous devez alors les résoudre de façon prioritaire. Si, par contre, vous n'éprouvez que des difficultés secondaires, ce chapitre vous présente des stratégies complémentaires pour vous aider à poursuivre votre démarche.

PREMIÈRE EMBÛCHE: VOUS N'ARRIVEZ PAS À DÉSAMORCER L'HYPERVENTILATION

Nous avons expliqué le plus clairement possible le phénomène d'hyperventilation afin qu'il devienne évident qu'il est totalement inoffensif. Cela n'en est pas moins désagréable et fatigant. Avec l'information reçue, la majorité des gens arrivent à diminuer l'intensité et à ramener le rythme de leur respiration à la normale (voir le tableau 1 au chapitre 4), de façon à réduire l'hyperventilation et à faire disparaître les symptômes déplaisants. De plus, le fait de vivre l'exposition répétée à l'hyperventilation suivie du retour au rythme respiratoire normal a généralement pour effet de permettre aux gens d'intégrer l'habileté à laisser le rythme respiratoire normal se rétablir.

Cependant, certaines personnes n'y arrivent pas et d'autres se trouvent souvent en état d'hyperventilation sans présenter d'attaques de panique proprement dites. Cela contribue à les maintenir dans un état de tension physique et psychologique qui leur donne l'impression d'être toujours au bord de l'AP. Pour vérifier si c'est votre cas, comptez le nombre de vos respirations par minute à quatre ou cinq reprises pendant une journée normale. Vous comptez 1 à chaque cycle de respiration complet, soit après avoir inspiré et expiré. Si vous êtes toujours en haut de 14 respirations complètes par minute alors que vous ne faites pas d'exercice physique, il est probable que vous avez souvent un mode respiratoire d'hyperventilation. L'apprentissage d'un mode de respiration plus adéquat permet d'éliminer beaucoup de sensations déplaisantes associées à la panique.

L'intervention que nous vous proposons consiste donc à apprendre une technique de **rééducation respiratoire**. Elle nécessite que vous vous exerciez au début dans des situations de repos. Avec la pratique, vous arriverez à l'utiliser dans un contexte de stress plus intense. Mais, encore une fois, veillez à ne pas sauter les étapes. Il faut apprendre à marcher avant d'apprendre à courir !

La rééducation consiste à diminuer le rythme et l'amplitude respiratoires et à réapprendre à respirer avec le diaphragme plutôt qu'avec les muscles thoraciques. Le diaphragme est un muscle très puissant situé juste sous les côtes. Les gens qui hyperventilent utilisent davantage les muscles thoraciques, qui se fatiguent plus vite. Ces derniers ne devraient travailler que lorsqu'un surplus d'oxygène est exigé comme lors d'un effort physique. Ce n'est pas dangereux pour autant, mais cela peut causer des crampes au thorax, ce qui contribue à entretenir la croyance erronée en un trouble cardiaque. Voici les étapes à suivre pour réapprendre à respirer correctement.

Exercice 20

1. Installez-vous confortablement dans un endroit calme. Observez votre respiration pendant deux minutes sans essayer de la changer. Posez une main sur votre poitrine et l'autre sur votre ventre en continuant de respirer comme vous le faites habituellement. Vous constaterez probablement que votre poitrine se gonfle et non pas votre ventre. Normalement, ce devrait être l'inverse. Essayez maintenant de respirer à l'aide de votre diaphragme, c'est-à-dire en respirant « par le ventre ». Votre ventre devrait se soulever un peu lors de l'inspiration. **N'essayez pas de modifier tout de suite le rythme et la profondeur de votre respiration**. Quand vous serez capable de respirer en utilisant votre diaphragme, travaillez à immobiliser les muscles de votre poitrine. Vous pouvez exercer une pression sur votre poitrine avec votre main pour vous y aider. Tout au long des exercices, habituez-vous à respirer par le nez.

2. Lorsque vous constatez que seul votre ventre bouge, vous êtes prêt à modifier le rythme de votre respiration. Inspirez en comptant jusqu'à trois dans votre tête puis expirez lentement en vous disant le mot « relaxe ». Adoptez un rythme de 10 respirations par minute, ce qui laisse environ 3 secondes pour inspirer et 3 pour expirer. Poursuivez avec une main sur le ventre et l'autre sur la poitrine afin de vous assurer que vous respirez bien avec le diaphragme. Au cours de la prochaine semaine, répétez cet exercice 2 fois par jour, chaque fois pendant 10 minutes. Si vous avez des paniques nocturnes, ayez votre seconde séance avant de vous coucher.

3. Lorsque vous parvenez à respirer à un rythme plus lent et confortable, le moment est venu de cesser de vous servir de vos mains et de vous exercer dans différentes situations de la vie quotidienne. Pendant une semaine, entraînez-vous à la même technique de respiration en regardant la télévision, en coupant des légumes, en écrivant ou pendant toute autre situation qui ne présente pas de stress pour vous.

4. Lorsque vous aurez effectué l'apprentissage d'une respiration normale dans la vie courante, vous pourrez alors l'utiliser dans les situations de stress. Mais attention ! **La rééducation respiratoire ne constitue pas une technique visant à éviter une catastrophe mais bien à modifier la composante physique des états émotionnels d'anxiété et de panique.** Si vous l'utilisez dans un effort désespéré d'éviter une éventuelle catastrophe, vous allez augmenter votre tension et votre anxiété. Continuez donc d'appliquer votre technique de rééducation respiratoire dans les situations d'anxiété, même s'il survient des sensations de tension, jusqu'à ce que cette façon de respirer devienne naturelle et remplace votre ancien réflexe d'hyperventilation.

DEUXIÈME EMBÛCHE :
VOUS N'ARRIVEZ PAS À MODIFIER
VOTRE DISCOURS INTÉRIEUR

Certaines personnes peinent à modifier leur discours intérieur pour défaire le cycle de peur qu'elles entretiennent. Elles continuent à se dire qu'il leur arrivera des événements terribles, qui dans la réalité n'arriveront jamais. Elles éprouvent de la difficulté à remplacer les interprétations irréalistes qui entretiennent leur appréhension par des pensées plus réalistes et constructives comme nous vous l'avons décrit au chapitre 4. Elles peuvent avoir besoin de décortiquer de façon plus détaillée leurs pensées afin de les ébranler et d'arriver à les modifier. Cette technique plus détaillée s'appelle la **correction cognitive**.

Elle se déroule en trois étapes : déterminer les pensées anxiogènes, remettre en question ces pensées, puis les remplacer par les pensées plus réalistes et constructives, comme nous l'avons fait au chapitre 4.

Exercice 21

Déterminer les pensées irréalistes qui entretiennent votre anxiété

Afin de vous aider à modifier votre discours intérieur, il faut d'abord parvenir à le cerner de façon précise. Certaines personnes accèdent facilement à leur discours intérieur et nous en font part d'emblée. Pour d'autres, leurs pensées sont devenues tellement automatiques qu'ils doivent faire un effort important pour en prendre conscience. Si tel est votre cas, il est certain que vous parviendrez, moyennement un petit effort, à reconnaître vos pensées, tout le monde le peut. Ainsi, lorsque vous arrivez à verbaliser votre discours intérieur, pensez à deux ou trois situations que vous appréhendez beaucoup et écrivez chaque pensée qui fait augmenter votre anxiété par rapport à cette situation. Soyez le plus précis possible. La phrase « J'ai peur » est trop vague : elle nomme votre émotion mais on ne sait pas en lien avec quoi. Par contre, « J'ai peur d'être étourdi, de paniquer et de perdre connaissance » nous permet de discerner trois éventualités précises que vous redoutez. Nous pourrons ainsi les examiner de façon systématique afin de parvenir à ébranler votre conviction en ces éventualités. Il est important de reconnaître les pensées anxiogènes qui se manifestent à votre esprit avant, pendant et après une situation redoutée. À chacun de ces moments, les pensées dysfonctionnelles peuvent contribuer à nourrir la peur dont vous voulez vous libérer.

Remettre en question vos pensées

Certains modes de pensée ont été reconnus comme étant très typiques de chaque trouble psychologique que les gens peuvent vivre. Dans le cas du TP/A, on retrouve presque toujours les deux mêmes façons d'interpréter la réalité de manière négative. Il peut y en avoir d'autres, mais nous allons aborder ici ces deux distorsions les plus fréquentes. En les corrigeant, vous devriez parvenir à percevoir la réalité sous un angle moins terrifiant. La première consiste à **surestimer la**

probabilité des événements redoutés, la seconde, à **dramatiser** les conséquences de ce qui est redouté.

Examinons d'abord une pensée en questionnant ces deux distorsions; ensuite, nous vous proposerons des étapes systématiques pour procéder par vous-même. Prenons par exemple la pensée « Je vais étouffer. » Lorsque nous demandons aux gens **quelle est la probabilité** que cette éventualité se produise au moment où ils ont peur, ils nous répondent presque invariablement 100 %. Lorsqu'on leur demande quelles sont les preuves qu'ils ont que cela va se produire et, surtout, combien de fois c'est réellement arrivé par rapport à chaque fois qu'ils en ont eu la conviction, la réponse diffère alors nettement. Ils constatent alors que, bien qu'ils aient toujours été convaincus que cela allait se produire, cela ne s'est jamais produit. En se basant sur leur propre expérience de vie, ils réalisent que la probabilité réelle que cela se produira dans l'avenir apparaît alors nulle puisque cela n'est jamais arrivé dans le passé. Le fait de prendre conscience clairement que cela n'arrive jamais va vous aider à modifier par la suite votre discours interne. Les gens interrogés situent cependant à 50 %, la probabilité qu'ils se sentent oppressés même s'ils ne vont pas étouffer, c'est-à-dire que cela leur arrive une fois sur deux dans cette situation précise.

Pour chaque pensée, prenez donc le temps d'examiner quelles sont les preuves ou les faits réels indiquant que cela va arriver et quelles sont les preuves et les faits réels qui indiquent plutôt que cela n'arrivera pas. Demandez-vous aussi combien de fois c'est réellement arrivé par rapport au nombre de fois où vous avez pensé que cela arriverait. Estimez alors la probabilité réelle que cela se produira la prochaine fois que vous allez appréhender.

Si la probabilité réelle d'étouffer à cause de l'anxiété est nulle (pour la démystification des symptômes, voir le chapitre 4), mais que la possibilité de se **sentir oppressé** est de 50 %, examinons maintenant l'impact que peut avoir la dramatisation sur votre état émotionnel. La personne peut dire « La probabilité est peut-être de 50 %, mais si cela arrive, cela sera quand même terrible!» Le fait de penser que ce serait terrible contribue à maintenir la personne en état de peur. Qu'en est-il vraiment dans la réalité? **Qu'arriverait-il réellement si vous vous sentiez oppressé?** Ce ne serait certes pas agréable, mais il n'arriverait rien de plus. Alors, au lieu de vous dire «Je vais étouffer», ce qui entretient votre peur, vous pourriez remplacer cette pensée par les suivantes: «Je ne vais pas étouffer, ça ne m'est jamais arrivé et c'est impossible. Par contre, je vais peut-être me sentir oppressé, je n'aime pas cela mais ce ne serait pas catastrophique, ce serait juste déplaisant. »

Cette modification de votre discours intérieur contribuera alors à atténuer votre appréhension, donc à vous rendre moins vulnérable à la panique. Et n'est-ce pas ce que vous souhaitez tant? Voici les étapes à appliquer à chacune des pensées dont vous avez dressé la liste au début de l'exercice.

1. **Évaluez la probabilité réelle que ce qui vous fait peur se produise sur la base de votre expérience passée et des connaissances que vous avez acquises.**

2. **S'il y a une probabilité réelle existante, examinez quel serait l'effet dédramatisé de cette éventualité.**

3. **Formulez une nouvelle façon de vous parler à vous-même à partir des constatations précédentes et en utilisant ce que vous avez appris au chapitre 4.**

Pour vous aider à comprendre, prenons un exemple. Commençons par observer ce que Julie se dit avant d'aller au restaurant, alors qu'elle n'y est pas allée depuis un an. Tout d'abord, elle affirme qu'elle ne pense à rien de spécial, qu'elle a seulement peur. Pour l'aider à reconnaître ses pensées, on propose à Julie de fermer les yeux et de s'imaginer qu'elle se prépare à aller au restaurant. Elle se voit dans la situation et décrit alors les pensées suivantes: «Je vais avoir l'air nerveuse, je vais paniquer et je vais perdre connaissance.» Nous avons ainsi terminé la première étape en déterminant quelles pensées habitent Julie lorsqu'elle ressent des malaises liés à l'exécution de certaines activités.

Prenons maintenant l'une de ses pensées et examinons son côté réaliste et son effet sur son état émotionnel. Sa pensée «je vais perdre connaissance» est-elle réaliste? Lorsque nous demandons à Julie si cela s'est déjà produit, elle nous répond qu'elle est souvent passée très près de perdre conscience. Nous insistons et elle reconnaît finalement qu'elle a souvent eu l'**impression** qu'elle allait perdre connaissance mais que cela ne s'est jamais produit. Nous pouvons dès lors considérer cette pensée négative comme une pensée irréaliste. Elle a pourtant comme effet de générer beaucoup de peur chez Julie. Cette pensée déclenche chez elle des sensations physiques désagréables et des émotions qu'elle déteste.

Continuons notre procédure de correction cognitive en confrontant directement cette pensée. Évaluons la probabilité réelle que cela se produira. Julie n'a jamais perdu connaissance lorsqu'elle ressentait de l'anxiété ou lors des AP. Quelle est la probabilité réelle que cela survienne maintenant? Nous vous suggérons de relire les explications fournies sur ce sujet au chapitre 4. Précisément à cause de la panique, il apparaît peu probable que Julie perdra conscience. Comme elle garde un doute important, elle maintient tout de même que la probabilité se situe aux environs de 10 %.

L'étape suivante consiste à évaluer l'effet dans le cas où cela se produirait. Ainsi, qu'arriverait-il si Julie perdait vraiment connaissance dans le restaurant? Quelle serait la pire chose qui arriverait réellement? Quelqu'un s'occuperait d'elle ou elle reprendrait conscience après un très court laps de temps et se débrouillerait seule tout simplement. Ce ne serait pas agréable, mais est-ce si terrible? Posez d'ailleurs la question à quelqu'un à qui cela est déjà arrivé. Il décrira l'expérience de façon plutôt anodine et n'en garde certes pas une peur semblable à celle de Julie.

Il reste encore une stratégie à appliquer. Pour mener à terme la correction cognitive, comment Julie pourrait-elle se parler autrement pour se sentir mieux avant d'aller au restaurant? Elle pourrait se dire qu'il y a très peu de risques qu'elle perde conscience et qu'au pire, si cela se produit, quelqu'un s'occupera d'elle. Si personne ne le fait, après quelques secondes, elle reviendra à elle et se débrouillera seule. De plus, elle choisit de faire face à sa peur irréaliste et de recommencer à sortir au restaurant plutôt que de se confiner chez elle sans peur mais aussi sans plaisir. Cette façon de remettre en question notre façon de penser pour démystifier l'importance accordée à nos peurs constitue la correction cognitive.

Continuons à examiner les pensées de Julie. Elle appréhende également de paniquer. Cette pensée n'est certes pas constructive et a des effets négatifs sur Julie en ne l'aidant pas à sortir de chez elle. À la lumière de ce que vous avez appris précédemment, quelle est la probabilité que cela se produise et quel en serait l'effet? La probabilité que Julie panique variera en fonction du contrôle qu'elle exerce sur ses pensées. Plus elle se concentrera sur sa terreur en entretenant des pensées irréalistes comme sa peur de perdre connaissance, plus elle augmentera sa probabilité de paniquer. Plus elle emploiera les stratégies que nous avons suggérées pour apprivoiser la panique, moins élevée sera sa probabilité de paniquer. Julie a donc intérêt à accepter sa nervosité et les sensations qui y sont liées comme des sensations normales qui ne présentent absolument aucun danger.

Elle doit également accepter la possibilité que sa réaction d'alarme apprise se déclenche inutilement et qu'elle éprouve des sensations de panique. Elle n'aura alors qu'à attendre quelques minutes et les sensations physiques associées à la panique disparaîtront. Elle en sera quitte pour ressentir des sensations désagréables pendant quelques minutes. Sans être plaisant, cela ne constitue en rien une catastrophe.

La correction cognitive consiste donc à remplacer les convictions qui nourrissent vos peurs et s'avèrent sans fondement par des convictions plus réalistes et constructives. Il ne sert à rien d'avoir peur d'un loup si c'est un chat qui se trouve devant vous. En modifiant des pensées irréalistes, on se rapproche de la réalité et d'une perception sociale appropriée des choses. Alors, rappelez-vous : déterminez ce qui vous fait peur, examinez-en la rationalité et l'effet que cela a sur vous et n'hésitez pas à en discuter avec d'autres ou à vous documenter pour évaluer le réalisme, la probabilité de réalisation et l'effet réel de ce que vous anticipez. Vous pouvez utiliser le tableau 9, à la page suivante, pour vous aider à structurer votre travail. Nous vous présentons un exemple de correction cognitive dans le tableau 10.

Tableau 9 : Grille de correction cognitive.

Pensée irréaliste	Estimation plus réaliste : Quelles sont les preuves que ça va arriver ? Quelles sont les contre-preuves ? Combien de fois est-ce arrivé ? Quelle est la probabilité réelle que ça arrive ?	Si probabilité réelle : Quel effet, quelles conséquences y aura-t-il vraiment si cela arrive ? Que pourrais-je faire par rapport à cela ?	Pensées plus réalistes et constructives (l'information du chapitre 4 peut vous aider)

Tableau 10 : Exemple d'utilisation de la grille
de correction cognitive.

Pensée irréaliste	Estimation plus réaliste : Quelles sont les preuves que ça va arriver ? Quelles sont les contre-preuves ? Combien de fois est-ce arrivé ? Quelle est la probabilité réelle que ça arrive ?	Si probabilité réelle : Quel effet, quelles conséquences y aura-t-il vraiment si cela arrive ? Que pourrais-je faire par rapport à cela ?	Pensées plus réalistes et constructives (l'information du chapitre 4 peut vous aider)
Je vais faire une crise cardiaque.	Je n'en ai jamais fait et je sais maintenant que quand mon cœur bat vite, c'est le contraire d'une crise cardiaque. La probabilité est donc de 0 % lors d'une attaque de panique.	Il n'y a aucune probabilité réelle.	Quand mon cœur bat vite, c'est comme si je faisais du sport, ce n'est pas dangereux, même si cela me fait encore peur.

TROISIÈME EMBÛCHE : LA QUESTION DE LA MÉDICATION

Ce livre vous propose avant tout une démarche active de changement et de responsabilisation personnelle. Cependant, compte tenu du fait que la médication est une forme de traitement possible et que plusieurs individus prennent des médicaments, nous avons jugé pertinent de vous donner des informations relativement à ce type de traitement : les indications, les contre-indications, ses avantages et ses inconvénients. Dans cette section, nous faisons un survol de ces divers aspects. Nous verrons différents scénarios. À l'intention de ceux qui ne prennent pas de médicaments nous suggérerons des pistes de réflexions pour savoir s'il serait avantageux d'en prendre ou non. Nous aborderons la situation des gens qui prennent déjà une médication: nous aborderons certains aspects qui pourront aider ceux qui prennent des médicaments à en réévaluer la pertinence. Nous présenterons aussi brièvement les types de médicaments employés pour traiter le TP/A.

Faisons d'abord une mise en garde importante: **toute décision de prendre ou non des médicaments devrait être discutée avec un professionnel de la santé qui vous connaît bien et qui connaît bien le traitement des troubles anxieux.** Si c'est un psychologue, il pourra vous référer à votre médecin si une médication est nécessaire; s'il s'agit d'un médecin ou d'un psychiatre, il sera en mesure de vous prescrire les médicaments appropriés si cela est indiqué. Chose certaine, si vous prenez déjà des médicaments pour votre TP/A, ne cessez jamais de les prendre sans en avoir discuté au préalable avec la personne qui vous suit. De plus, si vous voulez cesser de les prendre en accord avec lui, assurez-vous de respecter le protocole de sevrage graduel des médicaments, ce qui préviendra bien des problèmes.

Les indications et les risques de la médication

Depuis le début des années soixante, l'utilisation de différents médicaments dans le traitement du TP/A a démontré son utilité, surtout pour les gens les plus atteints. Toutefois, la question de la pertinence de la médication porte encore à controverse. Le fait que certaines personnes vivent des symptômes d'anxiété moins intenses ou n'aient plus d'attaques de panique sous médication ne prouve pas que seule l'approche pharmacologique est efficace. Ainsi, bien qu'il puisse y avoir une composante biologique dans le trouble panique, cela ne signifie pas que la médication soit nécessairement la meilleure solution pour vous.

Retenez qu'aucun médicament n'élimine la peur de façon permanente ni ne vous apprend de stratégies de gestion de l'anxiété. De plus, le traitement le plus reconnu et le plus probant pour vaincre les phobies n'est pas la médication mais l'exposition à la situation redoutée. Les fonctions biologiques, les pensées, les émotions et les comportements sont interreliés et les modifications d'un de ces aspects influent sur les autres. Ainsi, les méthodes psychologiques de confrontation de l'anxiété entraînent des changements dans le fonctionnement chimique du cerveau.

Les médicaments peuvent entraîner des effets secondaires et une résurgence des symptômes d'anxiété (effet de rebond et de sevrage) quand on arrête de les prendre. Plusieurs personnes sont réfractaires à la prise de médicaments et, pour beaucoup, cela n'est pas nécessaire pour le traitement du TP/A.

Plusieurs études portant sur l'efficacité de différents types d'intervention pour traiter le TP/A permettent d'affirmer que le traitement proposé dans ce livre est plus efficace que l'absence de traitement, qu'une intervention placebo et que d'autres formes de traitements psychologiques. De plus, d'autres études démontrent que cette forme de psychothérapie est au moins aussi efficace que la médication et même souvent plus efficace à long terme. En effet, peu de gens qui abandonnent la thérapie comparativement à ceux qui cessent de prendre leurs médicaments en cours de traitement. De plus, les progrès réalisés grâce à la thérapie se maintiennent à très long terme, comparativement à la médication où on observe plus de rechutes à la suite du sevrage des médicaments. Cependant, malgré tous ces faits, pour certaines personnes, la médication est plus indiquée. Examinons de façon systématique les avantages et les inconvénients de la prise de médicaments.

La médication peut être indiquée dans les cas suivants :

- Vous êtes submergé par l'anxiété et la panique ou vous souffrez d'une autre psychopathologie qui vous empêche de vous concentrer sur le travail requis en thérapie.

- Vous avez travaillé avec le livre seul ou avec un professionnel de la santé qualifié et vous n'êtes pas satisfait de vos améliorations.
- Vous n'avez pas accès à une thérapie cognitivo-comportementale dans votre région.
- Vous préférez clairement la médication à une démarche psychothérapeutique.

Bref, si votre condition biologique et psychosociale vous empêche d'appliquer les stratégies de ce livre même avec l'aide d'un professionnel ou que cette aide n'est pas disponible, la médication s'avère indiquée. En effet, si prendre des médicaments comporte des avantages qui dépassent les risques et les inconvénients, il devient logique d'y avoir recours.

Les risques de la médication :

- Cela peut coûter très cher à long terme selon le coût du médicament que vous prenez.
- Certains effets secondaires peuvent être très dérangeants.
- Il y a des risques de dépendance psychologique ou physiologique. Il y a toujours un risque d'attribuer vos progrès à la médication plutôt qu'à vos propres efforts. Il y a aussi risque de dépendance physiologique avec l'usage prolongé des benzodiazépines (nous en parlons plus loin dans le chapitre).
- Il existe toujours un risque de rechute par suite de l'arrêt de la médication. De plus, il peut y avoir des effets rebonds, c'est-à-dire une recrudescence des symptômes d'anxiété au moment du sevrage. Alors, si vous avez encore peur de l'anxiété, le risque de rechute est élevé.
- Les benzodiazépines peuvent compromettre à votre apprentissage en thérapie en nuisant à la mémoire à court terme.

Les risques qu'entraîne la médication peuvent donc parfois être plus grands que les avantages. Prenez le temps d'y réfléchir et d'en discuter sérieusement avec le professionnel qui vous suit. Examinons maintenant toutes les situations possibles.

Si vous ne prenez pas de médicaments en ce moment...

... et que vous n'en avez pas besoin...

Si vous ne prenez aucun médicament, et que vous ne répondez pas aux critères présentés plus haut justifiant la nécessité d'une médication, vous pouvez très bien traiter votre TP/A avec la méthode psychologique que nous proposons dans cet ouvrage (avec ou sans l'aide d'un thérapeute), sans avoir recours à la pharmacothérapie. Le taux de succès de cette méthode est en effet de l'ordre de 70 %. De plus, l'utilisation de médicaments n'a pour effet que de retarder votre exposition aux sensations qui vous font injustement peur. La plupart du temps, le fait de prendre des médicaments de façon continue pour régler ses problèmes sans chercher à en régler les facteurs d'entretien est un peu comparable au fait de prendre une aspirine pour abaisser la fièvre sans traiter l'infection qui la cause.

Il faut s'attaquer au processus qui entretient l'anxiété, ce qui permet de se défaire de la réponse automatique de peur, de diminuer les comportements d'évitement et de changer le discours intérieur erroné. Il faut apprendre à acquérir des habiletés pour apprivoiser les situations et les sensations problématiques. Alors, si vous n'êtes pas sous médication, et que vous ne présentez pas une des situations décrites plus haut, nous vous suggérons de travailler exclusivement avec les méthodes que nous proposons quitte à réévaluer la question au besoin.

... et que vous en auriez besoin...

Comme nous l'avons mentionné, il y a certaines personnes pour qui la prise de médicaments peut s'avérer indiquée, même nécessaire dès le début. La médication devient alors le seul traitement disponible et, donc, la voie indiquée. Si vous êtes dans cette situation et que vous avez des réticences, faites la paix avec vous-même car préserver votre capacité de fonctionnement et votre qualité de vie est fondamental. Les médicaments et leurs effets secondaires sont donc toujours mieux qu'une qualité de vie tronquée et misérable.

Si vous prenez déjà une médication...

... et que vous n'en avez pas besoin...

Il est possible que vous preniez des médicaments, que vous ayez appliqué les stratégies proposées dans ce livre et que vous ayez vaincu votre TP/A. Si c'est le cas et que vos médicaments étaient prescrits seulement pour le TP/A, il est probablement temps de discuter avec votre médecin d'un sevrage éventuel. Avec son accord, son encadrement et son appui, vous pourrez alors cesser graduellement de prendre vos médicaments. Si vous éprouvez alors certains symptômes anxieux que vous ne ressentiez plus avec les médicaments, nous vous suggérons de les traiter comme des sensations d'anxiété normales à apprivoiser, comme les sensations auxquelles vous vous êtes exposé pendant votre thérapie. Cela augmentera la probabilité de bien vivre votre sevrage sans rechuter.

... et que vous êtes asymptomatique...

Certaines personnes répondent tellement bien à la médication qu'elles n'ont plus aucune AP et ne ressentent que peu d'anxiété. Elles ne peuvent donc pas apprendre à défaire leur peur de l'anxiété, car elles sont trop asymptomatiques. Afin de rendre le travail thérapeutique possible, un léger allègement de la médication permet parfois à la personne de travailler ses symptômes d'anxiété et d'apprendre à cesser d'en avoir peur pendant qu'elle est partiellement aidée par la médication.

... et que vous en avez besoin pour d'autres raisons que le TP/A...

Comme nous le disions précédemment, certaines personnes vivent d'autres difficultés importantes en plus du TP/A. Il peut s'agir de dépression majeure récurrente ou d'autres troubles pour lesquels la prise de médicaments continue doit être envisagée tant que ces problèmes ne sont pas réglés. Il serait donc contre-indiqué pour ces personnes de cesser de prendre leurs médicaments (par exemple, dans le cas de la maladie bipolaire). Si tel est le cas, la question ne se pose pas, il faut travailler sur le TP/A sans modifier la médication.

... et que vous les prenez mal...

On doit bien prendre tout médicament pour qu'il soit efficace, pour qu'il vous aide plutôt que de vous nuire. Nous vous présentons plus loin quels médicaments sont reconnus comme étant les plus efficaces pour traiter le TP/A et de quelle façon on devrait les prendre. Nous vous rappelons donc l'importance de prendre vos médicaments tels qu'ils vous ont été prescrits.

Les types de médicaments reconnus dans le traitement du TP/A

Nous aimerions faire une mise en garde par rapport à cette section. Les compagnies pharmaceutiques investissent actuellement beaucoup d'argent dans la recherche et le développement de nouveaux médicaments. Régulièrement, nous voyons donc de nouveaux produits pharmacologiques apparaître sur le marché. Les informations que vous retrouvez ici sont donc celles qui sont les plus récentes au moment de la publication de ce livre, soit en 2004. Soyez donc vigilant pour en vérifier la validité auprès de gens compétents au moment où vous lirez ce livre, plusieurs années pouvant s'être écoulées entre les deux.

On peut dire que toute médication permettant de réduire les sensations physiques désagréables interprétées par les personnes anxieuses comme étant catastrophiques ou menaçantes peut avoir un certain effet. Il y a deux classes de médicaments présentant une indication reconnue dans le traitement du TP/A : les benzodiazépines (ou anxiolytiques) et les antidépresseurs.

Il a été démontré que ces deux classes de médicaments, s'ils sont prescrits à un dosage approprié, peuvent être efficaces pour certaines personnes, tout au moins pour un soulagement à court terme de l'anxiété et de la panique. Les médicaments qui prennent le plus de temps avant d'agir (les antidépresseurs) commencent à faire effet dans un délai de trois semaines. Ceux à action plus rapide (les anxiolytiques) agissent de façon immédiate. Certains contrôleront bien vos symptômes tant que vous les prendrez, mais, malheureusement, souvent les manifestations du TP/A risquent de réapparaître lorsque vous cesserez de les prendre.

A. *Les benzodiazépines*

Les individus qui consultent pour un traitement du TP/A consomment souvent des benzodiazépines, aussi appelées anxiolytiques ou tranquillisants. Les plus couramment utilisées et reconnues sont l'alprazolam (Xanax) et le lorazépam (Ativan), qui ont une courte action, et le clonazépam (Rivotril), qui a une longue action. De tous les médicaments utilisés dans le traitement de l'anxiété, les anxiolytiques sont connus pour entraîner une dépendance physique et psychologique. Il convient donc de discuter de leurs avantages et inconvénients.

Leur principal avantage est leur action très rapide. Les médecins les prescrivent au besoin en réaction à un début d'attaque de panique ou sur une base régulière pour prévenir la survenue des AP. Ils ont aussi très peu d'effets secondaires en comparaison des antidépresseurs.

Leur désavantage principal est celui de créer de la dépendance. Ainsi, si des gens en consomment des doses importantes sur de longues périodes, des quantités toujours plus fortes seront nécessaires pour obtenir l'effet désiré. De plus, s'ils interrompent de façon brutale la prise de médicaments, des réactions de sevrage peuvent se manifester : l'organisme devient brutalement hyperactif. Ces réactions sont potentiellement dangereuses. Finalement, pendant le sevrage, une baisse trop rapide de la concentration des médicaments dans l'organisme peut provoquer de l'anxiété rebond, parfois plus intense que les attaques de panique que la personne redoute. Un sevrage très graduel minimisera ces inconvénients. Également, la consommation d'alcool en même temps que ces médicaments est contre-indiquée.

Les médecins prescrivent généralement les anxiolytiques à petite dose au départ pour diminuer les effets secondaires et augmentent la dose jusqu'à ce que l'effet recherché soit atteint. Si les doses sont trop éloignées pendant la journée, les gens sentiront une anxiété entre les doses. C'est pourquoi le Xanax et l'Ativan, qui ont une courte action, doivent être pris plusieurs fois par jour, alors que le Rivotril, qui a une longue action, peut être pris moins souvent. Les doses efficaces vont de 1 à 10 mg par jour. Le dosage efficace moyen se situe entre 3 et 6 mg par jour.

Les médecins et les psychiatres habitués à traiter les troubles anxieux les prescrivent généralement à court terme aux gens qui ont des AP très fortes et tellement fréquentes qu'ils ne sont même pas aptes à travailler en psychothérapie. Généralement, on retire graduellement les anxiolytiques lorsque la personne a entrepris sa thérapie. Il arrive parfois que les gens soient en attente de thérapie pour une période plus longue. Un antidépresseur leur est alors prescrit en combinaison avec la benzodiazépine. Comme ces médicaments prennent plusieurs semaines à atteindre leur pleine efficacité, la benzodiazépine sert de médicament de transition. Lorsque l'antidépresseur atteint son plein effet, le sevrage graduel de la benzodiazépine débute. Il y a toutefois des exceptions : certaines personnes continuent de prendre des benzodiazépines en combinaison avec l'antidépresseur pendant des années pour bien fonctionner. N'oublions pas que l'important est de trouver ce qui aidera le plus chaque personne en fonction de ses particularités. Ces médicaments qui ont des effets plus stables et qui peuvent être pris à plus long terme sans risques de dépendance se nomment antidépresseurs.

B. Les antidépresseurs

Il existe plusieurs familles d'antidépresseurs : les ISRS, les tricycliques et les IMAO. Bien qu'ils se nomment «antidépresseurs», ils sont reconnus comme efficaces dans le traitement de plusieurs types de trouble d'anxiété. Il ne faut donc pas conclure que le professionnel de la santé qui vous parle de prendre un antidépresseur vous considère nécessairement comme quelqu'un de déprimé.

Malheureusement, au cours des premières semaines suivant l'introduction du médicament, la personne peut présenter une exacerbation de son anxiété et des attaques de panique. Pour cette raison, plusieurs personnes ne veulent pas continuer à prendre le médicament ou du moins ne veulent pas augmenter les dosages à des niveaux thérapeutiques appropriés. Pourtant, la recherche a démontré qu'il est primordial de prendre ce médicament en quantité suffisante afin d'obtenir pleinement les bénéfices thérapeutiques. Si les gens persévèrent, les effets secondaires désagréables vont généralement s'estomper pour faire place aux effets bénéfiques. Les médecins vont souvent prescrire une benzodiazépine temporairement pour atténuer les effets secondaires et la retirer dès que l'antidépresseur atteindra sa pleine efficacité.

Chaque famille d'antidépresseur présente un bon niveau d'efficacité et comporte des avantages et des inconvénients, c'est-à-dire des effets secondaires de différente nature selon leur type d'action. Votre médecin pourra discuter avec vous de celui qui semble présenter le plus d'avantages et le moins d'effets secondaires fâcheux pour vous.

Les inhibiteurs sélectifs de la recapture de la sérotonine (ISRS)

Les médicaments de nouvelle génération les plus prescrits pour traiter le TP/A, au moment de la publication de ce livre, sont la paroxétine (Paxil), la sertraline (Zoloft), la fluvoxamine (Luvox) et le citalopram (Celexa). La fluoxétine (Prozac) est actuellement prescrite moins souvent qu'il y a quelques années.

Les ISRS sont généralement mieux tolérés que les tricycliques (voir plus loin). Les effets secondaires les plus fréquents sont l'agitation, les tremblements, les maux de tête, la sédation, les nausées et l'insomnie. Une bonne proportion de gens se plaindra également d'une baisse de désir sexuel et d'une incapacité d'atteindre l'orgasme. Bien que cet effet secondaire disparaisse parfois avec le temps ou la réduction de la posologie, certaines personnes le jugent inacceptable et cessent de prendre le médicament.

Pour éviter une augmentation des symptômes d'anxiété au début de la prise d'un ISRS, il faut débuter à petite dose. Ainsi, on peut faire débuter le Paxil à 5 ou 10 mg par jour et le Zoloft, à 12,5 ou 25 mg par jour. La dose de traitement efficace va de 20 à 40 mg par jour pour le Paxil. Pour le Zoloft, la plage thérapeutique efficace varie de 50 à 100 mg par jour.

Les tricycliques

Parmi les tricycliques, mentionnons l'imipramine (Tofranil), la clomipramine (Anafranil), la désipramine (Norpramin), la nortriptyline (Aventyl) et l'amitriptyline (Elavil). Ils ont un effet antipanique mais ne diminuent pas nécessairement l'anxiété d'appréhension. Les effets secondaires fréquents sont la bouche sèche, la constipation et la vision embrouillée. Une baisse de tension artérielle, des gains de poids et des dysfonctions sexuelles peuvent aussi survenir. Il peut y avoir des effets de stimulation ou de sédation. Les effets secondaires diminuent généralement au fil des semaines et disparaissent totalement à l'arrêt de la médication.

Il est encore une fois recommandé de débuter lentement. Pour le Tofranil, on parle de 10 mg par jour. La dose thérapeutique varie de 25 à 300 mg par jour.

Les inhibiteurs de la monoamine oxidase (IMAO)

Il s'agit d'une autre classe d'antidépresseurs. Le plus étudié est le phenelzine (Nardil). C'est probablement le médicament le plus efficace pour le trouble panique mais il n'est généralement utilisé que quand les autres traitements ont échoué.

Son principal inconvénient est qu'il exige de suivre une diète très stricte pauvre en tyramine. L'interaction entre le médicament et certains aliments (p. ex., fromages âgés) peut avoir des conséquences graves. Il peut aussi y avoir des effets d'hypotension, de prise de poids, de dysfonctions sexuelles et de difficulté à s'endormir. Ces effets vont souvent s'atténuer après quelques semaines de traitement.

La dose de départ du Nardil est de 15 mg trois fois par jour. La dose peut être augmentée jusqu'à un total de 90 mg.

Une nouvelle version d'IMAO a été développée, les RIMA (dont le Manérix), qui ne nécessitent pas de diète spéciale et sont plus facilement tolérés. Cependant, les recherches sur leur développement ont stagné et ils ne sont pas dans les choix thérapeutiques principaux en ce moment.

Combiner traitement pharmacologique et thérapie

Certaines recherches indiquent que l'ajout d'une thérapie cognitivocomportementale permettra d'augmenter les effets de la médication et favorisera le maintien des gains à long terme en prévenant une rechute. L'inverse peut aussi se produire : l'ajout d'une médication peut favoriser l'adhésion à une thérapie cognitivocomportementale. Toutefois, ce n'est pas toujours vrai, car la médication peut avoir des conséquences contre-thérapeutiques. Premièrement, il y a un phénomène appelé apprentissage dépendant de l'état (*state-dependant learning*). C'est-à-dire que des apprentissages faits sous l'effet de la médication ne se transfèrent pas automatiquement lorsque la personne ne se trouve plus sous médication. Deuxièmement, la personne peut attribuer les progrès à la médication plutôt qu'à ses efforts, ce qui réduit la confiance en soi. Finalement, en bloquant les sensations d'anxiété et de panique par la médication, vous ne pouvez pas bénéficier au maximum de l'exposition intéroceptive et du travail cognitif. Alors, il faut vraiment évaluer les avantages et les inconvénients, et examiner votre profil personnel avant de décider de prendre ou non une médication.

QUATRIÈME EMBÛCHE : LE RÔLE DE L'ENTOURAGE

De nos jours, on parle beaucoup d'environnement, d'écosystème et d'interdépendance. On prend conscience de l'importance de la survie de chaque élément du système pour que le système survive. La disparition d'une espèce peut avoir un effet sur toute la chaîne alimentaire et ainsi entraîner la disparition d'autres espèces. L'humain, en ne protégeant pas les autres espèces ni l'environnement, pourrait provoquer sa propre extinction. Il s'agit d'un exemple de système. Agir sur un élément peut entraîner des répercussions sur l'ensemble. Le fonctionnement de la personne agoraphobe et de son entourage constitue aussi un système. Avant d'aborder la façon dont l'entourage de la personne peut lui venir en aide, il est important de bien connaître le développement du patron d'interaction agoraphobique.

Le soutien qui joue de mauvais tours : le patron agoraphobique

Lorsqu'un membre de la famille est malade, un proche, en l'occurrence le conjoint, devient habituellement la principale source de soutien. Ainsi, cette personne contribue au rétablissement de la personne malade, soit en l'aidant, soit en agissant à sa place. Or dans le cas du patron d'interaction de l'agoraphobie, le fait d'accompagner l'individu qui a un TP/A dans ses activités, ses déplacements ou bien d'exécuter ses tâches à sa place, tout cela avec la ferme intention de diminuer ses souffrances et d'atténuer ses difficultés, peut nuire, dans certains cas, à son rétablissement à moyen et à court terme. Tout dépend du type d'interaction qui s'est établi entre l'agoraphobe et ses proches, et de la qualité du soutien. En effet, lorsqu'un proche accompagne la personne agoraphobe sans connaître la façon adéquate de la soutenir, ceci risque d'avoir pour effet de consolider la peur, et, par le fait même, de favoriser l'entretien de l'évitement agoraphobique.

Reportons-nous un instant à la figure 2 du chapitre 2, figure qui porte sur les facteurs d'entretien du TP/A. On constate que, par crainte de faire des attaques de panique et pour fuir ou éviter les sensations intéroceptives, les situations dérangeantes, l'agoraphobe mobilise très souvent un proche, un ami, le conjoint ou un membre de son entourage, afin de se faire accompagner ou pour exécuter une tâche à sa place. L'entourage répond ainsi aux demandes dans le dessein d'aider, de soutenir la personne aux prises avec le problème et de diminuer les répercussions désagréables. En agissant ainsi, l'entourage espère que les difficultés ne seront que temporaires. Au début de cette interaction, la personne et ses proches se comportent de cette façon et leurs échanges leur apportent de part et d'autre le maximum de gains (bénéfices) et le minimum de pertes (coût.) Par contre, à mesure que ce genre d'entraide se répète et se prolonge, le risque augmente qu'un patron d'interaction agoraphobique inadéquat se développe entre eux.

Dans les faits, après un certain temps, l'agoraphobe en vient à penser que l'aide de l'entourage devient indispensable au cas où il paniquerait ou se trouverait dans une situation difficile qu'il voudrait fuir rapidement. La peur d'avoir peur le pousse à faire des demandes d'aide de plus en plus fréquentes et diverses, à privilégier le recours régulier à un compagnon sécurisant, et ce, même s'il n'est pas certain au fond de lui-même que le fait d'user du soutien d'un proche de cette façon soit la bonne solution à moyen et à long terme. Qui plus est, plus l'anxiété d'appréhension se développe, plus la personne a recours à un soutien sécurisant et moins elle se sent bien dans cette forme de système d'interaction. Il arrive parfois qu'elle invente des prétextes ou des excuses pour faire en sorte qu'un des membres de l'entourage (conjoint, enfant, un membre de la fratrie, etc.) agisse à sa place ou l'accompagne dans ses sorties.

Après un certain temps, l'entourage peut devenir frustré, confus et désemparé, et peut agir de différentes façons plus ou moins adéquates, devant de telles demandes répétées. Les proches peuvent éviter toute confrontation directe, malgré leurs malaises ou frustrations face à la situation, et répondre néanmoins aux demandes d'accompagnement. Ils peuvent aussi critiquer l'agoraphobe pour son inertie plutôt que de l'encourager à devenir plus actif. Certains proches exercent même des pressions indues pour que l'individu s'expose à des situations anxiogènes avec trop de rapidité ou d'intensité. En fait, le patron d'interaction agoraphobique a très souvent pour effet d'aggraver le problème au lieu de l'atténuer, car, après un certain temps, un malaise s'installe de part et d'autre, ce qui a pour conséquence d'augmenter le niveau de tension entre les gens concernés par le problème.

Le soutien, perçu comme positif au départ, devient dans les faits négatif et contre-productif. Très souvent, le type d'interaction qui se développe contribue à augmenter le niveau d'anxiété d'appréhension, la fréquence des évitements et accentue le malaise à refaire des demandes d'aide. Devant son impuissance, sa dépendance, son manque d'autonomie, l'agoraphobe développe parfois des sentiments dépressifs, une faible estime de soi, facteurs qui amplifient et entretiennent l'agoraphobie. Bien que les désavantages de cette situation pour l'agoraphobe et son entourage soient évidents, il n'en reste pas moins que ce type d'interaction peut procurer des bénéfices à certaines personnes, à tout le moins au début de la relation.

Prenons quelques exemples. Premièrement, l'évitement peut entraîner une modification du partage des tâches ou des responsabilités. Cette modification peut entraîner des bénéfices pour l'un ou l'autre des partenaires, dans le cas d'un couple. Il peut s'avérer pratique et rentable qu'un des deux conjoints demeure à la maison. Il peut aussi arriver que quelqu'un qui n'aimait pas son travail puisse se sentir soulagé de ne plus y aller. Deuxièmement, l'aidant devient une personne sécurisante lors des sorties ou même à la maison, ce qui peut être valorisant pour cette personne. D'autres fois, le fait que l'agoraphobe reçoive plus d'aide ou soit déchargé de responsabilités peut constituer une forme d'attention particulière qui le conduit à penser que ses proches se préoccupent davantage de son bien-être et qui l'encourage à garder un rôle de personne dépendante. Pour certains couples, il se peut également qu'au début tout ce temps passé ensemble crée le rapprochement et une plus grande intimité.

Ces aspects ne représentent néanmoins qu'une seule facette du patron d'interaction agoraphobique et ne sont bénéfiques qu'à court terme. En effet, les désavantages ou les coûts de ce type d'interaction sont à considérer. D'abord, en situation phobique, l'accompagnement par un proche entretient chez l'agoraphobe l'idée qu'il se trouve alors plus en sécurité alors qu'il n'existe aucun danger réel. Cela a pour effet d'augmenter son niveau d'évitement lorsqu'il est seul et de diminuer sa confiance dans sa capacité de gérer lui-même son anxiété. L'agoraphobe peut aussi se sentir mal à l'aise et dévalorisée d'avoir à demander, et à se fier à son entourage plus souvent qu'à son tour. Cette situation peut faire naître chez lui une peur excessive de déplaire ou d'être jugé négativement par ses proches. Il peut aussi avoir l'impression de ne pas donner suffisamment à son entourage, à son partenaire en retour de l'aide apportée. Afin de composer avec cette perception qu'il a de lui-même ou par crainte des conséquences potentielles (perdre un ou des membres de son entourage), il peut en venir à éviter les disputes, les sources de conflits et, par le fait même, faire des compromis qui vont au-delà du respect de son intégrité.

Pour le proche, la progression du TP/A et la diminution progressive des activités, des tâches que l'agoraphobe assume peuvent devenir lourdes à supporter avec le temps. On voit donc que le patron d'interaction agoraphobique n'apparaît pas comme le mode d'entraide susceptible d'aider l'agoraphobe à se sortir de ses difficultés ou de favoriser les meilleurs rapports entre lui et ses proches. Nous allons donc aborder les stratégies d'interaction permettant de briser le patron d'interaction agoraphobique, vous donner des trucs pour choisir les personnes-ressources qui vont vous soutenir de manière adéquate et pour éviter le plus possible les personnes qui risquent de vous nuire plus que de vous aider.

Le soutien qui permet de s'en sortir

Au-delà des professionnels qui vous traitent, il est souhaitable de favoriser des liens avec d'autres personnes également favorables à votre démarche thérapeutique. C'est rassurant de vous entourer de personnes qui vous apportent du soutien, qui vous côtoient et surtout qui sont plus accessibles et disponibles qu'un professionnel de la santé. Parmi les ressources les plus précieuses pour vous soutenir, il y a le conjoint, les amis et la famille, etc. Les recherches montrent d'ailleurs que l'absence d'amis et de proches est un des facteurs importants de détérioration de la santé autant physique que psychologique. La présence d'amis et de membres de la famille apporte souvent un soutien inestimable, car elle permet de vivre des relations humaines gratifiantes, intimes et réciproques, donc riches d'enseignement et d'aide. Comme ces relations se déroulent dans le quotidien, elles assurent une aide constante et permettent de recevoir l'attention, le soutien et l'affection nécessaires au moment opportun.

Qu'un des membres de la famille ou un conjoint puisse vous soutenir dans votre démarche thérapeutique, dans la résolution de vos problèmes agoraphobiques et sans vous juger constitue un apport inestimable. Or, très souvent, les gens aux prises avec un TP/A n'ont pas un soutien suffisant ou bien sont engagés dans un patron d'interaction agoraphobique, c'est-à-dire qu'ils obtiennent un soutien dit négatif.

Vous pouvez demander à votre conjoint, aux membres de votre famille, à vos amis et à votre entourage de vous aider du mieux qu'ils peuvent en vous encourageant et en vous soutenant. Voici quelques suggestions pour impliquer de manière adéquate votre entourage dans votre processus de traitement.

Dans un premier temps, informez votre entourage de votre démarche, de votre plan d'action, des moyens et des stratégies que vous devez mettre en pratique afin de vous faciliter la tâche. Plus ces personnes comprendront bien votre TP/A et seront au courant des exercices que vous devez effectuer, plus elles seront en mesure de vous soutenir, si elles en ont les ressources et la motivation. Par exemple, l'agoraphobe doit communiquer et préciser les stratégies d'exposition (ou autres stratégies d'intervention) qu'il doit exécuter ou qu'il a faites. Il a tout avantage, si la personne proche n'a pas intérêt à ce qu'il demeure agoraphobe, à faire part régulièrement de ses progrès et même de ses difficultés. Mettre au courant la personne qui vous soutient lui donne ainsi l'occasion de vous féliciter pour vos efforts et vos succès. En outre, en cas de plafonnement, de difficultés, ce type d'échange permet au proche de faire des suggestions, de participer à la résolution des problèmes rencontrés.

Comme nous l'avons observé, il y a souvent un patron d'interaction entre vous et vos proches. Alors, il peut être important d'aborder avec eux la manière dont chacun vit le problème de l'agoraphobie. Ces échanges, s'ils se font dans des conditions de respect, de bonne communication, de confiance, d'empathie contribueront à augmenter la compréhension mutuelle et à vérifier l'exactitude des perceptions que chacun a de lui-même et de ce que l'autre pense. Par le fait même, l'aide de vos proches sera plus pertinente, plus près de vos besoins réels.

Afin de minimiser la résistance au changement et d'obtenir la collaboration de vos proches, expliquez-leur plus en détail votre démarche. Vous pouvez leur proposer de lire ce livre ou certains extraits qui leur permettraient de mieux comprendre votre problème. Cependant, **il demeure primordial que vous demeuriez la première personne responsable de votre démarche.** Le chemin de l'autonomie passe par votre propre prise en charge. Ne comptez donc pas sur vos proches pour planifier le traitement à votre place, ce serait vous jouer un bien vilain tour.

Pour vous encourager et vous soutenir adéquatement, vous pourrez cependant demander leur collaboration de différentes façons. En voici quelques-unes. Il peut être utile, afin de graduer la difficulté d'un exercice, qu'un de vos proches vous accompagne la ou les premières fois que vous vous rendez dans un lieu redouté. Par la suite, la personne pourrait estomper graduellement son aide en vous attendant à l'extérieur jusqu'à ce que vous puissiez y aller seul. Quand vous avez un moment de découragement, vous pouvez demander à la personne de vous rappeler vos bons coups, les efforts que vous faites, les progrès que vous avez accomplis jusqu'à ce jour. Vous pouvez également vous rappeler vos progrès en consultant votre journal de bord, votre grille d'évaluation.

Si votre conjoint prend toujours les décisions à votre place, vous pouvez commencer à décider par vous-même en lui demandant de ne pas critiquer vos décisions, de vous laisser décider afin que vous retrouviez confiance en vous. Votre entourage peut vous encourager non seulement pour les succès accomplis mais également pour les efforts fournis. Il peut vous féliciter et vous renforcer régulièrement pour les étapes franchies.

Lors d'une attaque de panique, vous pouvez convenir avec vos proches de la façon la plus appropriée de vous soutenir dans ces moments. Par exemple, vous pouvez leur suggérer de ne pas trop discuter avec vous de vos réactions corporelles et des sentiments de peur. Le proche ne doit pas agir à votre place ou le faire le moins possible (p. ex., aller faire l'épicerie à votre place). Il peut dans un premier temps vous accompagner et graduellement estomper sa présence. L'aidant devrait éviter de vous blâmer. Vous devriez informer vos proches que si vous avez une réaction d'échappement ou d'évitement dans une situation donnée, il est important que vous retourniez le plus rapidement possible. Ils peuvent ainsi vous rappeler cette consigne et vous encourager à la suivre.

Si vous recommencez à éviter des situations ou que vous cessez de vous exposer, alors votre partenaire peut vous encourager à relire le livre ou certains passages pour mieux comprendre ce qui se passe ou à recommencer à vous exposer. Il peut également vous aider à prendre conscience des avantages de faire les exercices et des désavantages de ne pas les faire.

Ces exemples constituent un ensemble de suggestions pour guider la collaboration de votre conjoint ou de vos proches. Vous devrez cependant prendre le temps d'examiner le plus précisément possible quels sont les comportements et les attitudes de votre entourage qui vous aident et quels sont ceux qui vous nuisent. Plus vous en aurez conscience, plus vous pourrez en parler clairement avec vos proches, afin de leur expliquer comment collaborer s'ils en ont la capacité. Cependant, ne perdez pas de vue que **vous** êtes la personne responsable d'accepter vos sensations et de modifier vos pensées et vos comportements.

Qui choisir ?

Évidemment, il vaut mieux bien choisir ceux qui vous soutiendront, bien les informer et les impliquer de la bonne façon dans votre démarche. Comme nous l'avons déjà constaté, la personne désireuse de diminuer les symptômes de TP/A se heurte parfois à de la résistance, à une certaine hostilité de la part de son entourage. Les proches craignent, par exemple, de voir retomber la personne en état de panique ou ont des bénéfices à ce qu'elle ne change pas et ainsi adoptent une attitude intransigeante à son égard.

Le milieu conjugal, familial n'est pas toujours aussi aidant qu'on le souhaiterait. Il peut être fermé sur lui-même et contribuer, au contraire, à entretenir le problème d'agoraphobie à cause du patron d'interaction négatif, de la dynamique conjugale, familiale, des exigences et des rôles inhérents à cette dynamique. Dans certains cas, il peut même arriver que l'individu en processus de guérison soit obligé de couper les ponts, du moins temporairement, avec certains membres de la famille ou certaines personnes de son entourage qui ne veulent pas ou ne peuvent pas respecter ses choix pour toutes sortes de raisons.

Voici quelques règles à respecter pour vous éviter de choisir des personnes qui risquent de vous nuire. Il vaut mieux éviter de choisir les personnes qui :

- ont elles-mêmes des problèmes sérieux d'anxiété ou de dépendance physique ou psychologique;
- vous jugent incapable de vous améliorer;
- pensent qu'il n'est pas nécessaire de traiter votre problème de TP/A en raison de votre âge, de votre personnalité, de votre incapacité, de la durée du traitement;
- ne sont pas intéressées à vous aider ou à vous accorder du temps pour vous soutenir;
- ne perçoivent aucun avantage à ce que vous guérissiez et qui, au contraire, ont tout avantage à ce que vous demeuriez aux prises avec votre problème.

Il faut bien informer les personnes-ressources que vous choisissez que toute démarche de traitement peut s'accompagner de symptômes anxieux parfois dérangeants et déplaisants mais non dangereux. Si vous leur expliquez que ces réactions sont normales et inoffensives, elles peuvent être en mesure de vous aider à dédramatiser la situation. Il faut qu'elles établissent, si ce n'est déjà fait, un lien de confiance profond avec vous. Il n'est pas nécessaire de choisir plusieurs personnes, mais plutôt une ou quelques personnes fiables et motivées à vous aider.

Rappelez-vous que le soutien social est un facteur qui peut vous aider dans votre démarche de traitement. Il est important de rechercher un soutien social positif, qui vous permettra de progresser dans votre traitement, de diminuer vos comportements d'échappement, d'évitement, et d'accomplir vos exercices thérapeutiques. Il est important aussi de savoir que bien des gens qui n'ont pas reçu l'appui souhaité ont quand même réussi à diminuer et à enrayer leur TP/A.

CINQUIÈME EMBÛCHE :
NE PAS TRAITER TOUT LE PROBLÈME

Les gens atteints du TP/A décident parfois d'arrêter le traitement dès qu'ils ont retrouvé un certain bien-être et une autonomie minimale. Si cela se présente dans votre cas, nous tenons à vous mettre en garde contre les conséquences de ce choix afin que vous preniez une décision éclairée. Le risque que comporte une telle décision se pose en termes de maintien des acquis. Nous venons d'expliquer que pour traiter ce trouble il faut tenir compte de la situation globale. Vous comprendrez alors que de négliger le traitement d'une des parties du problème peut augmenter le risque de le voir se développer à nouveau.

Chaque élément ne comporte pas autant de risques. Ainsi, la décision de ne pas reprendre l'avion dans le cas d'une personne qui le prenait rarement pose moins de problèmes dans la mesure où ce n'est pas une situation qu'elle continue d'éviter tous les jours, ce qui entretiendrait la réaction d'évitement. Par contre, le fait de toujours prendre le taxi pour se rendre au travail, pour ne pas affronter la peur quotidienne de l'autobus, placera cette même personne dans une condition beaucoup plus vulnérable.

Si vous décidez de ne pas traiter un aspect de votre problème, prenez donc le temps de considérer l'effet à long terme que cela risque d'avoir sur le maintien de vos acquis.

RÉSUMÉ

Nous avons abordé dans ce chapitre des stratégies et des aspects complémentaires du traitement de votre TP/A. Nous

vous avons présenté une technique de rééducation respiratoire pour les gens qui continuaient d'hyperventiler; une
technique plus élaborée de correction cognitive pour les gens
qui ont de la difficulté à modifier leur discours intérieur. Nous
avons également examiné la pertinence de la médication et,
finalement, nous avons abordé le fait que le TP/A a des effets
sur vous et vos proches, et que votre traitement impliquera
des changements pour eux aussi.

Chapitre sept

Maintenir ses acquis

Si vous avez mis en pratique les stratégies de traitement proposées dans les chapitres précédents, vous vous trouvez sûrement à cent lieues de votre point de départ. Si vos gains sont maximaux, vous n'avez plus d'attaques de panique et vous n'en avez plus peur, vous n'appréhendez plus d'en avoir et vous ne faites plus d'évitement. Si tout n'est pas acquis, vos progrès vont au moins dans ce sens. Le travail effectué sur les facteurs d'entretien de votre trouble panique avec agoraphobie a porté fruit et vous redevenez maître de vous-même.

Le moment est venu d'examiner à nouveau les facteurs qui vous ont prédisposé au trouble panique avec agoraphobie et l'ont déclenché. Bien qu'ils ne jouent pas un rôle direct dans l'entretien de votre trouble, il faut en tenir compte pour prévenir les rechutes et maintenir les acquis. Si vous n'aviez pas de facteurs prédisposants et que les facteurs déclencheurs de votre trouble étaient exceptionnels dans votre vie, il est possible que les stratégies proposées dans ce chapitre ne soient pas pertinentes pour vos besoins à vous. Si vous aviez des facteurs prédisposants et que certains facteurs déclenchants sont toujours présents dans votre vie, les pages qui suivent devraient vous être utiles. Nous vous proposons, dans ce chapitre, diverses stratégies visant à améliorer votre fonctionnement général et à vous prémunir contre une réapparition de votre problème. Ces stratégies couvrent plusieurs aspects du fonctionnement de l'individu. Nous vous présentons les principes de base qui vous permettront de faire un travail personnel sur ces aspects. Prenez le temps de les examiner pour voir si vous êtes concerné par l'un ou l'autre d'entre eux. Ils peuvent tous vous concerner, comme il est possible qu'aucun d'entre eux ne se révèle pertinent parce que votre fonctionnement antérieur au TP/A était déjà très bon. C'est à vous de voir ce qui vous convient.

Nous aborderons **la relaxation, la résolution de problèmes, la communication et l'affirmation de soi, puis, la prise de décisions et la prise de risques.** Ces stratégies s'avèrent précieuses pour aider les gens à diminuer leur niveau d'anxiété, à accroître leur autonomie, leur confiance et leur estime personnelle, et à diminuer ainsi les risques de rechute que pose un stress excessif.

Nous terminerons en abordant les difficultés de traitement que peuvent éprouver certaines personnes qui souffrent d'autres problèmes en plus du TP/A. Nous donnerons également quelques informations sur les groupes d'entraide.

APPRENDRE À RELAXER

La vulnérabilité biologique compte parmi les facteurs qui prédisposent certains individus au trouble panique avec agoraphobie. Bien qu'elle ne puisse modifier cette vulnérabilité à la source, la technique de relaxation progressive de Jacobson contribue fortement à atténuer l'état d'alerte constant vécu par ces gens en diminuant leur état général de tension. Si votre niveau de stress est généralement au maximum, il faudra bien peu de choses pour déclencher une panique. Par contre, s'il est modéré, vous aurez une plus grande marge de manœuvre pour faire face à un stresseur sans que l'alarme ne s'active.

L'entraînement à la relaxation

Chaque personne peut parvenir à se détendre jusqu'à un certain point. Atteindre un état de détente profonde nécessite cependant un entraînement durant une période d'environ trois mois. Cet entraînement consiste en une séance quotidienne de relaxation d'environ 20 minutes. Pour obtenir un effet maximal, il est même recommandé d'effectuer quotidiennement deux séances durant le premier mois. Que l'on opte pour une méthode active ou passive, il peut être plus facile d'acquérir correctement la technique et de demeurer concentré durant la séance si on suit des consignes préenregistrées sur cassette ou sur disque compact.

L'entraînement à la relaxation constitue l'apprentissage d'une nouvelle habileté. Il ne faut pas s'attendre à voir une différence ou en à ressentir un effet avant un certain nombre de séances. De même, il est normal d'éprouver plus de difficultés à détendre certaines parties du corps. Si vous amorcez un entraînement à la relaxation et que vous persévérez, vous parviendrez à éliminer de plus en plus vos tensions.

Parmi toutes les méthodes de relaxation, notre choix s'est fixé sur la relaxation de Jacobson parce que cette technique présente de nombreux avantages comparativement à d'autres méthodes. Premièrement, de nombreuses recherches effectuées par des spécialistes de plusieurs domaines ont clairement démontré son efficacité pour induire une diminution de la tension musculaire et nerveuse. Elle permet également à l'individu de prendre conscience des états de tension et de détente, et lui apprend à passer de l'un à l'autre. Ainsi, après une période d'entraînement, l'individu peut se détendre dans toutes ses activités quotidiennes, autant au travail, à la maison que dans le métro, l'autobus, la voiture. Cela constitue un avantage majeur sur toutes les autres méthodes, qui nécessitent des conditions particulières d'exécution.

La relaxation active consiste en une série d'exercices qui requièrent de tendre des muscles puis de relâcher la tension de façon à créer un contraste entre la tension et la détente. Il faut se centrer sur l'état de tension puis l'état de détente pour apprendre à reconnaître les deux états. On a comparé cette expérience aux sensations que l'on ressent dans un bain très chaud après un exercice physique intense. Éventuellement, on apprend à détecter la tension sans fléchir les muscles. Après quelques séances, la plupart des gens acquièrent l'habileté à réduire la tension en se concentrant simplement sur la sensation plus agréable de relaxation.

Pour apprendre la relaxation progressive de Jacobson, il est essentiel de cerner les groupes de muscles impliqués, de connaître les mouvements correspondants à la contraction et à la détente, et de suivre l'ordre d'exécution de ces diverses activités. Le tableau 11 présente chacun des groupes musculaires et les mouvements permettant de les contracter.

Tableau 11 : Groupes musculaires et
contractions correspondantes.

Groupe musculaire	Mouvement de contraction correspondant
1. Main gauche	Fermer la main et replier la main sur l'avant-bras.
2. Bras gauche	Replier l'avant-bras sur le bras jusqu'à ce que la main touche l'épaule.
3. Main droite	Idem à la main gauche.
4. Bras droit	Idem au bras gauche.
5. Front	Relever les sourcils de façon à plisser la peau du front.
6. Yeux et paupières	Fermer les yeux le plus fort possible.
7. Bouche et mâchoire	Sourire d'abord de façon exagérée et ouvrir toute grande la bouche en exerçant une pression comme si un objet sous la mâchoire offrait de la résistance.
8. Langue	Amener le bout de la langue à l'endroit où les dents rejoignent le palais et, sans replier la langue, pousser sur le palais.
9. Cou	Pencher la tête vers l'avant et replier le menton sur le cou.
10. Épaules	Ramener les épaules vers l'arrière comme si les omoplates allaient se toucher et, en pointant les coudes vers le bas, descendre les épaules le plus bas possible.

11. Thorax et abdomen	En inspirant, contracter d'abord le thorax vers l'intérieur. Expirer et respirer normalement. Puis contracter le thorax vers l'extérieur. Expirer et respirer normalement.
12. Cuisse gauche	Soulever légèrement la jambe.
13. Mollet et pied gauche	Pointer d'abord le pied vers l'avant en contractant légèrement les orteils et pointer ensuite le pied vers le visage.
14. Cuisse droite	Idem à la cuisse gauche.
15. Mollet et pied droit	Idem au mollet gauche et au pied gauche.

Voici maintenant la marche à suivre pour apprendre la technique de relaxation active à partir des contractions musculaires suggérées.

1. Pour apprendre à relaxer, choisissez un endroit calme où les bruits et l'éclairage se trouvent réduits au maximum.

2. Étendez-vous sur un lit ou un divan de façon que votre corps soit entièrement soutenu.

3. Effectuez une contraction de 5 à 10 secondes, puis relâchez et prenez conscience de la différence entre la tension et la détente. Reprenez la contraction une deuxième fois avant de passer à la suivante.

4. Essayez de contracter uniquement le groupe musculaire voulu en laissant les autres parties du corps détendues.

5. **Ne bougez pas inutilement.** La relaxation consiste en un abandon de soi, à une absence d'efforts. Bougez donc le moins possible. Après une contraction, laissez vos muscles se détendre dans la position où ils retombent sans les déplacer. Quand vous serez vraiment détendu, aucune position ne vous incommodera.

6. **Ne forcez pas la relaxation.** Suivez les instructions données en observant vos sensations. À force de laisser-aller, vous devriez devenir totalement décontracté. Si vous faites des

efforts pour vous relaxer, l'échec est garanti puisque la relaxation réside dans l'absence d'efforts.

Pour vous faciliter l'utilisation de cette méthode, nous vous recommandons d'enregistrer les consignes sur cassette ou bien de vous procurer une cassette déjà enregistrée. La cassette intitulée *Techniques de relaxation* faite par Michel Sabourin constitue un très bon choix. La relaxation étant un apprentissage, plus vous la pratiquerez souvent, plus rapidement vous en acquerrez la maîtrise. Aussi, si vous le pouvez, pratiquez-la deux fois par jour pendant le premier mois, puis une fois par jour. Ne vous inquiétez pas si, au début de l'entraînement, vous avez tendance à être distrait ou si vous n'obtenez pas de résultats immédiats. La concentration et les effets de bien-être viendront progressivement.

Comme vous le constaterez avec l'entraînement, la relaxation permet de remplacer l'état d'anxiété par une profonde détente du système musculaire et du système nerveux qui entraîne le repos de l'esprit. Votre niveau de tension étant plus bas, vous serez moins vulnérable aux stresseurs du quotidien.

La relaxation passive

Une fois que vous parviendrez à bien vous détendre avec cette méthode, passez à l'étape suivante, soit l'apprentissage de la **relaxation passive**. En fait, cette méthode consiste simplement à apprendre à détendre chacun des groupes de muscles sans effectuer les contractions habituelles. Pendant votre séance de relaxation, concentrez-vous tour à tour sur chaque groupe de muscles et cherchez à relâcher la tension simplement en vous répétant les mots « relaxe-toi ou « détends-toi ». Cette étape présente des avantages indéniables pour apprendre à transférer les bienfaits de la relaxation dans vos activités quotidiennes.

Commencez à observer vos sensations de tension pendant vos activités habituelles. La détente étant associée à la consigne « détends-toi », utilisez-la pour apprendre à détendre les parties de votre corps qui se trouvent inutilement tendues. Vous commencerez ainsi à généraliser les bienfaits apportés par cette méthode de relaxation jusque dans votre quotidien.

La relaxation différentielle

Toutes les activités quotidiennes exigent un niveau minimal de tension dans certains groupes de muscles. Un excès de tension ou la présence de tension dans des muscles qui ne sont pas nécessaires pour l'activité en cours fatiguent inutilement le corps. Il s'avère donc utile d'acquérir l'habitude de détendre les parties du corps qui n'ont pas à être tendues. Vous pouvez prendre cette habitude pour les activités que vous effectuez régulièrement. Adoptez différentes positions. Évaluez quels groupes musculaires doivent être tendus et lesquels vous pouvez détendre quand, par exemple, vous êtes debout, assis, au téléphone, debout en transportant un objet moyennement lourd, debout en descendant un escalier, debout en faisant la vaisselle, quand vous conduisez une automobile, êtes assis dans le métro, etc. N'oubliez pas de relâcher le plus possible les muscles que vous pouvez détendre dans ces différentes positions. Pratiquez cette variante de la technique de relaxation le plus souvent possible une fois que vous aurez bien appris la méthode de relaxation musculaire.

L'utilisation des images mentales

Lorsque vous effectuez vos séances de relaxation, vous parvenez après quelque temps à induire un état intense de détente. Votre cerveau conserve en mémoire le souvenir de ce moment ainsi que les sensations alors éprouvées. Au cours de votre entraînement à la relaxation, vous emmagasinez une banque d'images mentales de détente. Il vous est alors possible, dans la journée, de réduire votre état de tension à mesure qu'il augmente en prenant des pauses détente; où à l'aide de ces images mentales, vous induisez en quelques secondes des sensations de détente.

BÂTIR SA CONFIANCE PERSONNELLE

Plus vous aurez confiance en vous, mieux vous gérerez votre stress et moins vous serez susceptible de vous retrouver à nouveau dans un état d'épuisement vous rendant vulnérable aux attaques de panique. Voici donc des stratégies qui vous rendront mieux équipé pour bien gérer les problèmes de la vie.

La résolution de problèmes

Les individus ayant été surprotégés se sentent souvent totalement démunis lorsqu'ils se trouvent devant un problème. Ils deviennent très insécures, ont souvent l'impression qu'il n'y a pas d'issue et s'en remettent à leur entourage pour trouver une solution et régler leurs difficultés. Cela n'aide en rien à consolider leur confiance personnelle. Pourtant, résoudre des problèmes peut s'apprendre. Nous présentons ici une approche systématique pour résoudre des problèmes lorsque nous n'en avons pas l'habitude. Bien sûr, au début, il faut fournir un effort, mais, encore une fois, l'enjeu en vaut la peine, car vous serez extrêmement fier de vous quand vous parviendrez graduellement à régler vos problèmes vous-même.

Une précaution : expliquez votre démarche à vos proches afin qu'ils apprennent eux aussi à vous faire confiance et à moins vous conseiller. Ils peuvent se sentir valorisés de faire figure de sauveurs. Ils doivent donc être impliqués dans votre démarche pour accepter de laisser tomber ce rôle et vous permettre de devenir plus autonome.

Pour apprendre à résoudre des problèmes, il faut décomposer les étapes par lesquelles les gens procèdent habituellement sans s'en rendre compte.

1. *Définir le problème le plus clairement possible*

Si vous vous attardez à remarquer comment les gens vous aident lorsque vous devenez anxieux devant un problème, vous constaterez probablement qu'ils abordent le problème en posant les questions suivantes : « Qu'est-ce qui ne va pas ? » « Qu'est-ce que tu veux dire par là ? » « Explique-moi plus précisément, je ne comprends pas. » « Calme-toi, on va regarder ça tranquillement. » Bref, ils vous forcent à vous arrêter pour bien comprendre le problème. Souvent, vos problèmes vous paraissent insolubles parce que vous les voyez de façon trop générale ou imprécise. La première étape vers une solution consiste donc à préciser votre problème le plus clairement possible. S'il y a plusieurs problèmes, prenez-les séparément, un à un, et précisez ce qui ne va pas.

2. *Chercher de l'information*

Pour bien comprendre votre problème, peut-être aurez-vous besoin de plus d'information. Vous pouvez aller la chercher à l'extérieur, en lisant ou en vous informant auprès de gens spécialisés, ou tout simplement en vous observant ! Nous avons expliqué dans un chapitre précédent l'importance de s'observer pour bien se connaître et se comprendre. Vous pouvez donc essayer de remarquer dans quel contexte vous avez ce problème, quand, où, avec qui, comment il survient. En d'autres mots : qu'est-ce qui l'a déclenché ? Cela vous sera utile pour procéder à l'étape suivante.

3. *Examiner toutes les solutions possibles*

Votre problème étant maintenant défini de façon précise, faites une liste de toutes les solutions possibles sans juger pour l'instant de leur valeur ou de leur réalisme. Plus vous vous laisserez aller à trouver toutes les idées possibles sans vous censurer, plus vous trouvez de bonnes solutions. L'idée la plus farfelue peut parfois engendrer l'idée la plus réaliste.

4. *Choisir une solution*

Reprenez cette liste et examinez maintenant les avantages et les inconvénients de chaque solution. Choisissez la solution qui vous paraît la plus avantageuse. Prenez garde de ne pas chercher de solution parfaite. Ce type de solution s'avère très rare contrairement aux bonnes solutions qui, elles, sont bien plus nombreuses. N'oubliez pas, comme le dit le proverbe, que le mieux est l'ennemi du bien.

5. *Passer à l'action*

Décidez de la façon de procéder pour appliquer votre solution et passer à l'action. Les meilleures solutions du monde ne règlent strictement rien si on ne les applique pas.

6. *Faire le point*

Après avoir mis votre solution en pratique, prenez le temps d'observer si le problème se règle comme vous le vouliez. Si vous n'êtes pas satisfait, reprenez chacune des étapes pour voir si vous les avez bien effectuées. Grâce à votre expérience, votre problème et sa solution vous apparaîtront peut-être sous un nouveau jour.

Le party d'Édouard

Prenons un exemple. Édouard souffre d'un trouble panique avec agoraphobie. Il vit beaucoup d'angoisse depuis quelques jours, car il perçoit avoir un grave problème auquel il ne voit pas d'issue. Il se dit que son problème est terrible, que c'est lui le problème, qu'il n'arrivera jamais à rien, qu'il risque de perdre son emploi et que sa vie est foutue. Le fait d'aborder les choses de cette façon le place dès le départ dans une situation insoluble. Nous lui enseignons alors cette technique de résolution de problèmes et il décide de l'appliquer.

La première étape consiste à définir son problème. Il se demande alors depuis quand il est angoissé. Il constate que c'est depuis que son employeur lui a demandé s'il serait présent au party de Noël. Or, il n'arrive pas, du moins pour l'instant, à aller dans les fêtes où il y a beaucoup de gens. Il n'a pas osé le dire à son patron et se sent contraint d'y aller sans s'en sentir capable. Il pose donc son problème de cette façon : il s'est engagé devant son patron à aller au party de Noël. Le problème vient du fait qu'il ne se sent pas capable d'y aller mais ne veut pas non plus décevoir son patron en n'y allant pas.

La deuxième étape consiste à chercher de l'information. Il décide alors de demander aux autres employés s'ils seront présents à cette fête. Il constate que la majorité d'entre eux y seront, et surtout qu'un collègue assez près de lui, qui connaît son problème, sera présent. On lui confirme également que les conjoints sont invités.

Il dresse alors une liste des différentes solutions qui lui viennent à l'esprit, **sans juger pour l'instant de leur pertinence** :

- Inventer un mensonge pour dire au patron qu'il aurait voulu y aller mais en est empêché.
- Ne pas y aller et souhaiter que son patron ne le remarque pas.
- Demander à son médecin des calmants pour pouvoir y aller.
- Se casser une jambe la veille pour avoir une excuse.
- Demander à sa femme de rester près de lui pendant la fête pour le sécuriser.
- S'exercer, pendant le mois qui vient, à aller dans des rencontres sociales pour diminuer sa peur.
- Rencontrer son patron et lui expliquer son problème...

Il décide d'examiner cette liste de solutions possibles, se disant qu'il en cherchera d'autres si rien ne convient. En l'examinant, il choisit de combiner différentes solutions pour en faire une meilleure. Cela lui déplairait beaucoup de dire à son patron qu'il ne peut pas y aller. Il décide donc de travailler plutôt sur sa capacité de faire face à la situation. Comme il aimerait régler son problème d'agoraphobie, bien que cela lui fasse peur, il décide de profiter de l'occasion comme d'une motivation à s'exercer à aller dans des situations sociales. Il demande tout de même à sa femme et à son collègue de rester près de lui au besoin, car il n'est pas certain de faire disparaître complètement sa peur en l'espace d'un mois.

Il passe donc à l'action en faisant une liste des situations auxquelles il peut faire face de façon graduelle et commence à s'y exposer. Après deux semaines, il décide de faire le point. Il réalise que, malgré ses progrès, il n'a pas suffisamment de temps pour s'exercer à être à l'aise en situation sociale et a encore très peur d'aller dans cet endroit qu'il ne connaît pas. Il constate alors qu'il n'a pas détaillé chaque élément de la situation qui lui faisait peur ! Il décide alors de redéfinir son problème plus précisément, ce qui l'amène à voir qu'il peut encore se faciliter les choses en allant voir d'avance l'endroit où se tiendra le party. Son collègue a alors l'idée de réserver une table près de la sortie, ce qui rendra la situation moins difficile.

Finalement, Édouard a réussi à se rendre à sa fête de Noël. Bien que cela l'ait tout de même rendu anxieux, il se sentait très fier de lui. Le fait qu'il ait pris le temps d'appliquer une stratégie de résolution de problèmes a joué un rôle très important pour changer le cours des choses. Rappelez-vous comment il percevait son problème au début, les choses ont bien changé en cours de route !

À votre tour, quand vous vous sentez dans une situation insoluble, prenez le temps d'appliquer cette stratégie de résolution de problèmes. Observez de quelle façon vous l'utilisez. Typiquement, certaines personnes se spécialisent dans la génération d'idées sans passer à l'action, alors que d'autres agissent sans avoir bien décortiqué le problème et examiné toutes les solutions possibles. Apprenez donc à vous connaître afin de corriger vos lacunes et à devenir un pro de la résolution de problèmes.

La communication et l'affirmation de soi

L'influence de la communication et de l'affirmation de soi sur le bien-être personnel et l'estime de soi n'est plus à démontrer. Le fait de toujours contenir toutes ses émotions peut avoir des effets sur la santé physique autant que psychologique. La difficulté d'exprimer ses besoins peut mener à l'insatisfaction continuelle. L'absence d'une bonne communication entre conjoints peut créer un sentiment d'incompréhension et de solitude pénible. Ces malaises peuvent constituer des sources de stress importantes pour l'individu, et le rendre ainsi plus vulnérable.

L'apprentissage d'une bonne communication et de l'affirmation de soi déborde le cadre de ce livre. Nous le mentionnons toutefois, car il s'agit d'un élément de santé psychologique trop important pour le passer sous silence. Dans vos relations interpersonnelles, si vous éprouvez des difficultés de communication et d'affirmation de soi, les émotions générées par ces difficultés peuvent augmenter votre stress et favoriser l'apparition de symptômes désagréables et vous rendre vulnérable. Cela s'avère autant dans le couple, au travail, avec les amis ou la famille. Vous pouvez consulter la bibliographie à la fin du livre pour trouver des suggestions de lecture traitant directement de ce sujet.

La prise de décisions et la prise de risques

Certaines personnes ne parviennent pas à prendre des décisions, souvent par peur de se tromper. Moins on prend de décisions, moins on a confiance en soi et la roue tourne... La consolidation de votre confiance passe donc par l'augmentation graduelle de vos prises de décisions. Nous parlons à la fois de la prise de décisions et de la prise de risques, car les deux sont intimement liées. Il y a toujours un risque dans le fait de décider. Le risque de se tromper, le risque de se faire critiquer, le risque de perdre quelque chose. Mais il y a aussi le risque d'avoir raison, de réussir, de se faire féliciter, le risque d'être fier de soi.

Si vous voulez augmenter votre confiance personnelle de cette façon, la stratégie à appliquer est très simple : ce qu'il faut, c'est surtout de la persévérance. Si vous n'avez pas l'habitude de prendre vos propres décisions, vous avez intérêt à commencer à décider dans des situations ne comportant aucune conséquence importante. Il peut s'agir de décider de votre menu au restaurant si vous avez l'habitude qu'on choisisse pour vous. Si vous laissez les autres choisir l'émission de télé de la soirée, choisissez-la à votre tour. Bref, commencez par des choix qui n'ont strictement aucune conséquence à long terme.

En agissant ainsi, vous apprendrez à mieux vous connaître. Vous découvrirez vos goûts, vos idées, vos préférences et constaterez que la vie devient beaucoup plus intéressante et satisfaisante de cette façon. Vous gagnerez confiance dans votre possibilité de faire des choix corrects, quoiqu'imparfaits, comme c'est le cas pour chacun d'entre nous. À mesure que vous progressez, apprenez à prendre plus de risques dans vos décisions. Faites parfois un choix plus inhabituel, **osez**. Si vous êtes bloqué, demandez-vous ce qui vous empêche vraiment de faire le pas suivant. Peut-être constaterez-vous alors que votre principal frein, c'est vous-même. Vous serez alors en mesure de reprendre votre progression vers une plus grande autonomie de fonctionnement.

PROBLÈMES COMPLEXES, MULTIPLES ET ÉCHEC DU TRAITEMENT

Les gens atteints de TP/A se demandent régulièrement par où commencer. Souvent, peu importe la partie du problème par laquelle ils veulent commencer, il y a un « mais ». Ils voudraient bien foncer, mais ils ont peur de leurs sensations. Ils voudraient bien se détendre pour diminuer leurs sensations, mais ils ont peur d'être seul, de ne plus avoir le soutien de leur entourage. Ils voudraient bien prendre une décision, mais ils ont peur de se tromper et d'être critiqués.

Il se peut que vous viviez ce problème et n'arriviez pas à entreprendre le traitement. Si vous cherchez une solution ou un traitement bien linéaire qui vous emmènera directement du point A au point Z, vous ne réussirez pas. La réalité veut que vous ayez parfois à passer de A à F pour revenir à C en passant par S. Le travail que vous ferez sur un aspect aura des répercussions ailleurs, sur votre entourage immédiat et **vous ne pourrez pas tout contrôler**. Cela vous rendra inconfortable et vous devrez composer avec certains problèmes à mesure qu'ils se présenteront. Les autres réagiront à votre démarche, eux aussi seront dérangés dans leurs habitudes de protection ou de contrôle.

Vous pouvez cependant vous encourager en prenant appui sur les bienfaits qu'apporte la modification graduelle des parties du système. En ayant moins peur de vos sensations, vous retrouverez votre autonomie dans plusieurs situations, ce qui vous redonnera confiance et vous aidera à reprendre contact avec les autres. Ceux-ci vous proposeront alors des activités qui vous inciteront à continuer à progresser. Cela consolidera votre estime personnelle et vous aidera à prendre vos décisions et à vous affirmer avec les gens qui abusent de vous. Ainsi, une action positive sur une partie du système peut influer sur d'autres parties et ainsi vous faire vivre des effets positifs non prévus. Le plus important consiste donc à commencer à modifier des éléments du système en sachant qu'on ne peut tout contrôler en même temps. Obtenir la collaboration de certains éléments du système, c'est-à-dire vos proches, augmentera vos chances de réussite.

Tout au long de ce livre, nous vous avons proposé une démarche vous permettant de traiter vous-même votre trouble panique avec agoraphobie. La plupart d'entre vous réussiront à la mettre en pratique seul, avec l'aide de leur psychologue ou d'un autre spécialiste de la santé. Toutefois, certaines personnes ne réussiront pas à mettre en pratique de manière satisfaisante les recommandations de ce livre. Certains éprouveront des phases de plateau, c'est-à-dire atteindront des moments où il n'y aura plus de progrès. De plus, pour un nombre restreint, il n'y aura que peu ou pas d'amélioration, ils feront face alors à un échec de traitement. Plusieurs facteurs peuvent expliquer ces résultats parfois décevants et limités.

Certains individus progressent régulièrement puis, subitement, ne s'améliorent plus. Si c'est votre cas, il ne faut pas vous décourager et vous devez poursuivre votre démarche thérapeutique. Ce phénomène de plateau est un phénomène normal. Continuez à faire vos exercices; après un certain temps, vous devriez de nouveau progresser. Profitez de cette période pour réévaluer la pertinence de vos exercices, leur niveau de difficulté et pour vous centrer sur les progrès accomplis jusqu'à maintenant. Prenez cette occasion pour réexaminer les facteurs d'entretien, les facteurs déclenchants de votre problème. Peut-être que les facteurs ciblés en début de traitement ont changé ou que d'autres se sont ajoutés. Si c'est le cas, modifiez votre traitement en conséquence.

D'autres raisons peuvent freiner le progrès. C'est le cas des gens qui vivent une autre difficulté majeure qui vient s'ajouter au problème d'agoraphobie. Habituellement, ces gens sont très perturbés par cet autre problème. Il peut s'agir, par exemple, de quelqu'un qui vit une dépression sévère en même temps que le TP/A. Cette personne se sentira incapable de mettre en pratique les stratégies proposées dans ce livre, convaincue que ça ne marchera pas à cause de son sentiment dépressif.

Il peut s'agir également d'une personne ayant des difficultés tellement intégrées dans son fonctionnement qu'elles font pour ainsi dire partie de sa personnalité. Cela ne veut pas dire que ces personnes ne peuvent changer, mais bien qu'elles doivent faire un travail soutenu sur ces aspects avant, ou en parallèle, de traiter leur trouble de panique avec agoraphobie.

Dans le cas où une personne vivrait un TP/A compliqué par un autre problème important, nous croyons peu probable qu'elle parviendra à changer seule. Ces personnes ont besoin de l'aide soutenue d'un professionnel pour parvenir à régler leurs difficultés. Nous leur suggérons alors de faire appel à un psychologue qui saura cerner leurs difficultés et les aider à retrouver une meilleure qualité de vie. Le traitement sera probablement plus long à cause de la complexité du problème. Vous devrez alors accepter que vos problèmes ne puissent se régler tous à la fois et qu'il faudra peut-être les prendre un à un.

Un autre facteur pouvant contribuer à des résultats limités ou à un échec peut être tout simplement un mauvais diagnostic. Il est possible que la personne, à cause des symptômes similaires à ceux vécus par les personnes avec un TP/A, croie avoir cette problématique alors qu'il n'en est rien. Elle a donc préalablement posé un mauvais diagnostic. Il lui est suggéré de relire attentivement les causes du trouble panique, les facteurs prédisposant, déclenchants et d'entretien; elle doit particulièrement relire les critères diagnostiques du trouble, le cas échéant en discuter avec un professionnel avant de poursuivre l'application des stratégies qui ne sont peut-être pas appropriées à son problème.

Si la personne ayant un TP/A fait face à un échec lors de l'application de son autotraitement, elle ne doit pas se décourager, ce n'est pas une catastrophe. Il est possible que le problème soit trop ancré ou trop difficile pour qu'elle applique seule et de manière satisfaisante le traitement. Elle doit alors consulter un spécialiste en thérapie cognitivo-comportementale pour l'aider dans sa démarche. En outre, pour des raisons encore obscures, un faible pourcentage d'individus (10 à 15 %) ne répondent que peu ou pas de manière satisfaisante à ce type d'intervention. Heureusement, il existe d'autres formes de thérapie, des alternatives pour palier le problème. La personne doit consulter un psychologue pour obtenir une évaluation précise de son problème, afin d'être prise en charge ou de connaître les ressources alternatives pertinentes. La médication dont nous avons parlé plus tôt en est certainement une très valable.

LES GROUPES D'ENTRAIDE

Il existe de plus en plus de groupes d'entraide pour les individus souffrant d'un trouble panique avec agoraphobie. Très souvent, les gens ont gravité plus ou moins longtemps dans un de ses groupes avant de consulter un spécialiste des troubles anxieux ou ont été envoyés par les personnes responsables de ces groupes. Parfois, les individus ont déjà entrepris une thérapie individuelle ou de groupe avant de commencer une démarche avec un groupe d'entraide. Ces groupes sont-ils bénéfiques pour l'individu aux prises avec un TP/A, sont-ils nécessaires, doit-on les fréquenter, ont-ils leur place? Nous allons tenter de répondre dans la mesure du possible à ces questions. Nous allons d'abord préciser les buts et les objectifs des groupes d'entraide en général et ensuite formuler nos recommandations et préoccupations concernant ces groupes.

Les groupes d'entraide sont généralement des petits groupes autonomes, ouverts ou fermés, qui se réunissent régulièrement. Les membres de ces groupes partagent un vécu commun de souffrance et un sentiment d'égalité, ils éprouvent le besoin de partager leurs difficultés avec d'autres personnes. Habituellement, on retrouve comme activité principale de ces groupes le soutien moral face à une problématique particulière (p. ex., alcoolisme, dépression, toxicomanie, troubles anxieux, violence, décès, etc.), le partage d'expériences et d'informations sur ce que les gens vivent, sur les causes du trouble, les traitements disponibles et les mythes concernant le trouble. Les activités des membres de ces groupes d'entraide sont souvent orientées vers les changements sociaux. Les activités les plus représentatives de ces groupes sont les rencontres de groupes et le parrainage.

Ces rencontres de groupe favorisent le partage personnel, l'initiation d'activités éducatives et informationnelles pour les membres et le public, et la participation à l'occasion à des mouvements de pression auprès des pouvoirs publics. Il peut y avoir d'autres activités comme l'écoute téléphonique, des visites à des personnes éprouvées, la publication d'un bulletin d'information, l'offre de renseignements à la population, des conférences publiques pour se faire connaître ou pour permettre à un invité, un spécialiste de s'exprimer.

La plupart des membres actifs de ces groupes affirment que les facettes les plus appréciées à l'intérieur des activités d'entraide de groupe sont : 1. le soutien émotif consistant à se sentir accepté, à pouvoir exprimer ses émotions, sentir un entourage réconfortant, à se voir offrir de l'espoir et l'assurance que leur comportement est commun et peut être traité ; 2. la rencontre de personnes vivant des problèmes semblables et la possibilité de créer de nouveaux liens ; 3. la révélation de soi ou la possibilité pour quelqu'un de se raconter, d'exprimer sa souffrance, de révéler ses secrets intimes ; 4. la clarification d'un problème ; 5. l'information comparative, qui permet à une personne de connaître, par exemple, la fréquence de ce problème dans la population.

Les groupes d'entraide concernant le trouble panique et l'agoraphobie

Généralement, le but des associations d'entraide pour les troubles anxieux, dont le TP/A, consiste à développer des services pour sortir l'individu anxieux de son isolement, l'amener à chercher de l'aide professionnelle et sensibiliser le grand public à cette problématique. Les groupes d'entraide fonctionnent habituellement avec les apports de leurs membres et bénéficient parfois du soutien des finances publiques. La plupart sont des associations à but non lucratif. De plus en plus de groupes d'entraide obtiennent du financement par l'entremise de collectes de fonds, de subventions. Il est intéressant de constater que, dans la mesure où ils peuvent aider certaines personnes à redevenir fonctionnelles (information, soutien, conseils, références, ateliers, cours, cafés-rencontres, groupes hebdomadaires), il y a là une économie potentielle non négligeable pour la société.

On dispose de peu d'informations précises sur la structure et le fonctionnement des groupes d'entraide pour les agoraphobes dans le monde. Il en existe plusieurs aux États-Unis, au Canada et au Québec. Entre autres, aux États-Unis, l'Anxiety Disorders Association of America (ADAA) fournit de précieux renseignements et conseils autant à ceux qui souhaitent en savoir plus sur les troubles anxieux qu'à ceux qui en souffrent. À titre d'exemple, cette association propose un volet « groupe de soutien ou d'entraide » pour les troubles anxieux, qui favorise la prise en charge des individus aux prises avec un trouble anxieux par eux-mêmes ou bien avec l'aide de proches. La participation des individus anxieux dans les groupes d'entraide de cette association leur permet de mettre fin à leur isolement, la plupart du temps provoqué par la souffrance et les contraintes inhérentes au trouble. Cette participation donne aussi accès à de l'information pertinente et à des ressources professionnelles compétentes. Il existe plusieurs de ces groupes à travers les États-Unis. **Il est important de souligner que l'ADAA n'entérine pas l'utilisation de ces groupes d'entraide comme solution de remplacement aux services offerts sur les plans de l'évaluation et du traitement par les professionnels des troubles anxieux**.

Les groupes d'entraide sont perçus comme un complément aux traitements jugés probants en matière de troubles anxieux. Les membres de l'ADAA sont à la fois des cliniciens et des chercheurs spécialisés dans l'évaluation et le traitement des troubles anxieux, des individus aux prises avec un trouble anxieux et leurs proches et, finalement, des gens intéressés par ces troubles. Les sources de revenus de cet organisme proviennent principalement du membership et de contributions de compagnies. Cette organisation possède à la fois un comité de gestion et un comité scientifique consultatif.

À travers de multiples activités diversifiées, l'ADAA poursuit plusieurs objectifs qui visent à: 1. promouvoir la conscientisation des professionnels et du grand public concernant les troubles anxieux et leur impact dans la vie personnelle, familiale, professionnelle des gens qui en sont atteints; 2. encourager l'avancement des connaissances scientifiques relativement aux facteurs de développement et aux traitements les plus efficaces des troubles anxieux; 3. aider des individus aux prises avec un trouble anxieux à trouver les traitements appropriés et y avoir accès; 4. amoindrir les mythes, les préjugés à propos des troubles anxieux dans la population. Pour réaliser ces objectifs, l'ADAA s'entoure de cliniciens, de chercheurs et d'autres professionnels de la santé, aussi bien que de décideurs publics, d'éducateurs, de personnes atteintes de troubles anxieux ainsi que des membres de leurs familles. L'ADAA collabore aussi avec d'autres organisations de soins de la santé.

Au Canada, le Canadian Network for Mood and Anxiety Treatments est un organisme qui traite surtout de la dépression, de l'anxiété, du trouble panique et des problèmes associés, comme le suicide, la toxicomanie et les douleurs chroniques, entre autres. Au Québec, l'Association/Troubles Anxieux du Québec (ATAQ), une association à but non lucratif, s'est formée en novembre 1991. Elle a été montée par un groupe de professionnels œuvrant dans le domaine des troubles anxieux et de ses comorbidités, dont la dépression. Elle travaille à resserrer la collaboration sur le plan des soins, de l'enseignement, de la recherche de la formation des professionnels en santé mentale et de l'information du grand public. Y prennent part des psychiatres, des psychologues, des omnipraticiens et d'autres professionnels de la santé mentale des universités Laval, McGill, de Montréal, de Sherbrooke et du Québec à Hull et à Montréal. De plus, des représentants de groupes d'entraide et des personnes ayant souffert de troubles anxieux ont pris part à sa mise sur pied.

En fait, au Québec, à notre connaissance, le mouvement des groupes d'entraide a commencé vers les années 1980 dans un hôpital anglophone, l'Hôpital général de Montréal, puis a été imité du côté francophone par la Fondation canadienne des agoraphobes. À partir de 1984, l'Association d'entraide pour les agoraphobes voyait le jour à l'Hôpital Louis-Hyppolite Lafontaine et devait être à l'origine de plusieurs ramifications à travers la province. Il y a présentement une multitude de groupes d'entraide pour les troubles anxieux, dont le TP/A, à travers le Québec. Il est difficile d'en faire le décompte. Cependant, il ne s'agit pas d'un réseau homogène avec des objectifs similaires et un plan de développement, de fonctionnement intégré. On peut même sentir certaines tensions ou des divergences entre les divers groupes. Des groupes se forment régulièrement tandis que d'autres disparaissent de sorte qu'il est très difficile d'en tenir une liste à jour.

Plusieurs groupes ont intégré à leur structure des personnes-ressources avec une expertise professionnelle dans l'évaluation et le traitement des troubles anxieux. Nous appuyons cette pratique pour autant que les professionnels ciblés soient des spécialistes qui utilisent des façons d'intervenir reconnues et efficaces pour évaluer et traiter les troubles anxieux. D'autres groupes ne l'ont pas fait et l'on peut s'interroger sur la qualité de l'information divulguée à leurs membres et les services fournis. Certaines associations au fonctionnement douteux risquent par ailleurs de faire plus de tort que de bien aux membres qui y adhèrent de bonne foi. C'est pourquoi vous devez vous renseigner sérieusement sur le fonctionnement des associations d'entraide lorsque vous désirez faire partie d'un tel groupe.

Doit-on s'inscrire à ces groupes d'entraide lorsque l'on souffre d'un TP/A?

Il est très difficile de répondre à cette question. Tout dépend de vos besoins et de ce que peut offrir le groupe. Il faut avant toute chose vous informer sur la mission de l'organisme d'entraide, ses buts et objectifs (sont-ils réalistes et adaptés à votre problématique, à vos besoins?). Est-ce que l'organisme offre des services d'entraide bien structurés et pertinents ou bien offre-t-il d'autres services qui dépassent le cadre du soutien et de l'entraide (p. ex., des sessions ou des activités qui n'ont pas rapport avec le soulagement de la détresse reliée au trouble anxieux) ? Méfiez-vous des groupes qui promettent des résultats miraculeux, trop rapides ou bien qui intègrent des activités d'endoctrinement religieux.

Est-ce un groupe d'entraide à but non lucratif et possède-t-il des règlements généraux de fonctionnement bien établis et accessibles ? Est-ce que l'organisme possède un dépliant, une charte expliquant la structure organisationnelle, les lieux de rencontre et d'information, les responsabilités des membres du personnel, l'orientation de l'association, les services offerts (p. ex., des soirées d'information, de l'aide téléphonique, un bulletin d'information, des groupes de soutien bien structurés, limités dans le temps avec un nombre restreint de participants ainsi que des intervenants possédants une formation satisfaisante de l'animation de groupe et une connaissance suffisante du trouble anxieux, des conférences pertinentes, des références ou des ressources) ? Est-ce que l'information obtenue vous permet de vous faire une opinion sur la crédibilité de l'association (composition du comité administratif, durée de vie de l'association, apport de professionnels, etc.) ? Est-ce que les services offerts s'avèrent complémentaires aux services octroyés par des professionnels de la santé mentale ? Il ne faut pas que le groupe d'entraide tente de donner des services qui dépassent son champ de compétence comme nous commençons malheureusement à l'observer depuis quelques années avec des résultats inquiétants.

Si les objectifs du groupe répondent à vos besoins et que ce dernier semble crédible, ouvert et accessible, vous n'avez rien à perdre à tout le moins à assister aux premières réunions, à utiliser les ressources du groupe et à vous faire votre propre idée concernant les bénéfices dont vous pouvez en retirer. Comme nous l'avons mentionné ultérieurement, participer à un groupe d'entraide permet d'obtenir de l'information précise sur son problème, de rencontrer des semblables, de démystifier et de clarifier son problème, d'exprimer sa souffrance, de se révéler, d'obtenir du soutien, de l'entraide de ses pairs.

Cependant, soyez vigilants, il y a des risques certains à fréquenter certaines associations. Il faut surtout savoir, avant toute chose, que ces groupes d'entraide ne sont pas habilités à vous offrir des traitements efficaces pour votre problématique, ni même pour établir une évaluation précise et détaillée de vos symptômes. Alors, méfiez-vous des regroupements qui vous font miroiter la possibilité de traitements et par surcroît prodigieux. En effet, certains groupes proposent des traitements, des stratégies d'intervention qui relèvent plutôt de la compétence de professionnels de la santé mentale.

Un autre risque pour la personne aux prises avec un trouble panique et de l'agoraphobie est que le groupe ne réponde pas à ses besoins parce que l'objectif du groupe est différent du sien, ou encore que l'attitude ou le comportement de certains membres interfère avec celui du nouveau membre que vous êtes. Il peut y avoir également le contrôle excessif ou la domination de certaines personnes dans le groupe ou des responsables de l'association. Cette attitude peut refléter le goût du pouvoir ou encore l'impatience d'anciens membres, qui, sans avoir pris le temps de vous écouter, vous donnent des conseils plus ou moins judicieux. Il arrive également que des personnes ayant des problèmes psychologiques différents s'intègrent dans certains groupes pour toutes sortes de raisons ou assistent aux réunions, ce qui a pour effet de perturber le fonctionnement de ces groupes.

L'avenir des groupes d'entraide

Il ne fait aucun doute pour nous que les groupes d'entraide pour les gens atteints d'un TP/A ont leur utilité, leur place et semblent prometteurs. Ce type d'association comble certains besoins (information, groupe de soutien, écoute téléphonique, entraide), favorise l'autonomie de l'individu et offre une aide complémentaire à celle du professionnel de la santé mentale spécialisé dans l'évaluation et le traitement du TP/A. En raison de l'avènement relativement récent de ces groupes au Québec et de leur multiplication, il semble essentiel qu'il y ait une intégration harmonieuse de ces groupes, avec des buts et objectifs similaires ou complémentaires. De plus, nous croyons nécessaire l'intégration de ressources professionnelles qualifiées à la structure organisationnelle et de soins de chaque groupe d'entraide. La formation des professionnels à l'entraide et aux groupes d'entraide nous semble également de mise.

RÉSUMÉ

Dans ce chapitre, nous avons examiné plusieurs avenues de travail personnel visant à améliorer la qualité de vie et le bien-être d'un individu. Nous avons parlé de relaxation, de résolution de problèmes, de communication, de prise de décisions. Comme ces stratégies ne sont pas propres au traitement de l'agoraphobie mais visent un mieux-être général, il se peut que vous vous sentiez concerné par chacune d'entre elles. Cela ne veut pas dire qu'elles s'avèrent toutes primordiales. On peut toujours s'améliorer en tout, mais certains points priment toujours sur d'autres. Voyez donc ce qui est le plus pertinent pour vous. Comme nous proposons une approche globale, l'important est de commencer quelque part. Nous avons abordé certains cas où les gens auront besoin de l'aide d'un professionnel pour arriver à mettre en application la stratégie d'autotraitement proposée dans ce livre. Nous avons terminé en parlant des groupes d'entraide.

CONCLUSION

Voici terminée votre lecture de cette troisième édition de *La peur d'avoir peur*. Nous savons que beaucoup de gens se sont libérés de leur TP/A avec l'appui de la première édition de ce livre. Nous espérons que le résultat ne sera que meilleur pour vous avec cette édition plus détaillée et mise à jour. Tout au long de ces pages, nous vous avons accompagné dans votre démarche, en espérant que chaque pas en soit un vers le mieux-être. Certains moments ont sûrement été plus difficiles, alors que d'autres vous rendaient euphorique. Tous ces pas vous menaient vers l'allégement d'une souffrance inutile et vers une meilleure qualité de vie. Certaines des techniques employées dans ce livre sont probablement devenues une partie intégrante de vous-même, alors que vous devrez continuer à en appliquer d'autres de façon volontaire. C'est par ces moyens qui sont devenus vôtres que nous continuerons à vous accompagner sans être là. Continuez de vous aimer assez pour vous aider ou vous faire aider quand vous en aurez besoin. La vie constitue une aventure fascinante et enrichissante si l'on se donne les moyens de pouvoir la goûter. Nous souhaitons vivement avoir contribué, à notre façon, à augmenter votre plaisir de vivre.

Bonne chance !

BIBLIOGRAPHIE FRANCOPHONE POUR LES INDIVIDUS AYANT UN TROUBLE ANXIEUX ET POUR LES PROFESSIONNELS

André, C., et Légeron, P., (1995). *La peur des autres: trac, timidité et phobie sociale.* Éditions Odile Jacob, Paris.

André, C. (1999). *Les phobies.* Dominos, Flammarion, Paris.

Boisvert, J. M., et Beaudry, M., (1979). *S'affirmer et communiquer.* Éditions de l'Homme, Montréal, Canada.

Cottraux, J., et Mollard, E, (1986). *Les phobies, perspectives nouvelles.* PUF, Paris.

Cottraux, J. (1998) *Les thérapies comportementales et cognitives*, Masson, Paris.

Ladouceur, R., Marchand, A., et Boisvert, J. M. (1999). *Les troubles anxieux: Approche cognitive et comportementale.* Gaëtan Morin, Boucherville, Québec.

Lemperière, T. (1998). *Le trouble panique*, Masson, Paris.

Marchand, A., et Letarte, A., (1993). *La peur d'avoir peur.* Les éditions de l'Homme-Stanké, Québec. (Pour la distribution européenne)

Orlemans, H., et Van den Bergh, O. (1997). *Phobies intéroceptives et phobies de maladies*, PUF, Paris.

Sauteraud, A. (1999). *Je ne peux pas m'arrêter de laver, vérifier, compter. Mieux vivre avec un TOC.* Éditions Odile Jacob, Paris.

BIBLIOGRAPHIE ANGLOPHONE POUR LES INDIVIDUS AYANT UN TROUBLE ANXIEUX ET POUR LES PROFESSIONNELS

Antony, M.M., and Swinson, R.P. (2000). Phobic disorders and panic in adults: A guide to assessment and treatment. Washington, DC: American Psychological Association.

Barlow, D.H. (Ed.) (2001). Clinical handbook of psychological disorders: A step-by-step treatment manual (3rd Ed.). Guilford Press, New York.

Barlow, D.H., and Craske, M.G. (2000). Mastery of your anxiety and panic (MAP-3) : Client workbook for anxiety and panic (3rd Ed.). San Antonio, TX : Graywind/Psychological Corporation.

Craske, M.G. (1999). Anxiety disorders : Psychological approaches to theory and treatment. Boulder, CO : Westview Press.

Craske, M.G., Antony, M.M., and Barlow, D.H. (1997). Mastery of your specific phobia : Therapist guide, San Antonio, TX : Graywind/Psychological Corporation.

Craske, M.G., and Barlow, D.H. (2000). Mastery of your anxiety and Panic (MAP-3) : Agoraphobia supplement. San Antonio, TX : Graywind/Psychological Corporation.

Craske, M.G., Barlow, D.H., and Meadows, E. (2000). Mastery of your anxiety and panic (MAP-3) : The therapist guide for anxiety, panic, and agoraphobia . San Antonio, TX : Graywind/ Psychological

TRADUCTIONS EN LANGUES ÉTRANGÈRES DE
La peur d'avoir peur

Marchand, A. et Letarte, A., (1997). *La paura di avere paura.* Edizioni San Paolo, Milano.

Marchand, A. et Letarte, A., (1997). *Keine Panik mehr.* Verlag Herder, Freiburg.

Cliniques spécialisées dans le traitement
des troubles anxieux

Clinique en intervention cognitivo-comportementale
Hôpital Louis-Hippolyte Lafontaine
7401, Hochelaga
Montréal, Québec
H1N 3M5
Tél. : (514) 251-4000 poste 2495

Clinique des troubles anxieux
Hôpital du Sacré-Cœur de Montréal
1575, Henri Bourassa Ouest, suite 505
Montréal, Québec
H3M 3A9
Tél.: (514) 338-4201

Clinique des troubles anxieux
Hôpital Douglas
4485, Bannantyne
Verdun, Québec
H4G 1E2
Tél.: (514) 769-8502

Anxiety Disorders Clinic
St. Mary's Hospital Center
McGill University
3830 LaCombe Avenue
Montreal, Quebec
H3T 1M5
Tél.: (514) 345-3511

Ce volume a été achevé d'imprimer au Canada
en février 2004.

(IMP.1/ED.1)